Vertrieb ist:

Rapunzel

Lindenstr. 40

7140 Ludwigsburg

Das Breiland

Rezeptbuch für

Biologische

Kindernahrung

Sabine Deutscher

07141 / 21266

0. 25928

»Aus der Sprechstunde« Band 9

Dr. med. M. O. Bruker
Ilse Gutjahr

Biologischer Ratgeber für Mutter und Kind

bioverlag gesundleben, 8959 Hopferau

ISBN 3-922434-19-3

2. Auflage
11.-45. Tausend

Satz: Fotosatzstudio Fischer, 8959 Hopferau-Heimen

Druck und Bindung: Kösel, Kempten

Inhaltsverzeichnis

Die Natur versteht keinen Spaß,
sie ist immer wahr, immer ernst,
immer strenge, sie hat immer recht
und die Fehler und Irrtümer
sind immer des Menschen.

Goethe

Vorwort von Ilse Gutjahr

Liebe Leserin, lieber Leser,
gesund von Anfang an heißt, daß Sie Ihr Kind vom Anfang seines Lebens an vollwertig ernähren sollten. Das fängt mit dem Stillen an.

In diesem Buch erfahren Sie, wie es danach weitergeht, wie Sie den Übergang vom Stillen zur Löffelmahlzeit am besten schaffen und mit welcher Freude Ihr Kind den Geschmack an natürlichen Lebensmitteln entdeckt. Sie werden merken, wie einfach, unkompliziert und preiswert diese Ernährung in Ihrem Haushalt durchzuführen ist. Aber auch die Mutter, die nicht stillt, kann dem Säugling bereits eine vollwertige Ernährung bieten. Dazu müssen Sie natürlich überhaupt erst einmal wissen, was *vollwertig* heißt. Sie erfahren es in den nächsten Kapiteln.

Ich habe auf den folgenden Seiten vieles in Kurzform zusammengefaßt, was Dr. med. M.O. Bruker in einer Reihe von Büchern ausführlich behandelt hat (s. Literaturnachweis im Anhang).

Für den Teil Säuglingsernährung und Säuglingspflege waren mir die Aufzeichnungen meiner Mutter sehr wertvoll. Sie war 45 Jahre lang frei praktizierende Hebamme.

Sie interessiert sicher zunächst, was mich veranlaßt hat, an diesem Buch mitzuarbeiten. Begonnen hatte alles nach der Geburt unseres Sohnes. Totale Erschöpfung, ständige Fieberschübe und chronische Durchfälle sowie Herzrhythmusstörungen waren mein Dauerzustand. Mehrere Operationen standen mir bevor. Die Diagnose von etwa 20 verschiedenen Ärzten lautete stets ähnlich: *Organisch sind Sie vollkommen gesund!* Nach mehreren erfolglosen Klinik- und Kuraufenthalten hatte ich schließlich ein Gewicht von knapp 70 Pfund erreicht.

Zu diesem Zeitpunkt wurde ich durch unsere Hausärztin auf Dr. med. M.O. Bruker aufmerksam gemacht. Ich fuhr voller Skepsis hin, denn was sollte dieser Mann mir schon Neues bieten. Schließlich hatten mich viele Ärzte über lange Jahre behandelt. Ich war es restlos leid, nun schon wieder alles von vorn erzählen zu müssen. Röntgen, Laboruntersuchungen, Medikamente. Das alles kannte ich zur Genüge.

Und dann kam es ganz anders.

Hatte sich vorher alles auf Gewicht, Nahrung und Analyse konzentriert, stand ich bei diesem Arzt mit meiner ganzen Person im Vordergrund. Meine Vorgeschichte und die bisherige Lebensweise waren wichtig. Ich lernte, daß es ernährungsbedingte und lebensbedingte Krankheiten gibt. Die Frage nach der Krankheitsursache tauchte immer wieder auf, weil es keine Krankheit ohne Ursache gibt und weil es keinen Kranken gibt, der *organisch gesund* ist.

Nachdem ich zwölf Jahre mit Krankenhausaufenthalten und üblichen Behandlungsmethoden verbracht hatte, hörte ich hier zum ersten Mal aus ärztlicher Sicht etwas über die Leib-Seele-Geist-Einheit des Menschen. Mir war neu, daß die Seele etwas mit organischen Erkrankungen zu tun haben könnte, hatte ich sie vorher doch in den Bereich Glauben und Kirche eingereiht. Ich war von diesen Darstellungen der Ganzheitsmedizin beeindruckt und spürte bald den Erfolg der Behandlung. Heute bin ich wieder gesund.

Seit mehreren Jahren arbeite ich aktiv als Fachberaterin für Vollwerternährung und als Gesundheitsberaterin. Heute bin ich so fit, daß meine Familie mich oftmals bremsen muß.

Mangel an Kenntnis und Erkenntnis kann tatsächlich zu schweren Erkrankungen führen. Die meisten Fehler werden durch Unwissenheit begangen. Mit Sicherheit erkranken ebenso viele Menschen durch belastende Lebensumstände wie auch durch falsche Ernährung, ohne über die genauen Zusammenhänge informiert zu sein. Gesundheit ist und bleibt eben ein Informationsproblem. So war es auch in meinem Fall.

Weil ich selbst lange Jahre mit Kranksein zugebracht habe, möchte ich Sie aufrütteln. Überlassen Sie Ihre Gesundheit und die Ihrer Familie nicht länger dem Zufall! Warten Sie nicht so lange, bis es zu spät ist!

Diese Schrift soll Ihnen dabei eine Hilfe sein und Ihnen Sicherheit in Ernährungsfragen und bei der Zubereitung vollwertiger Kost geben.

Und nun wünsche ich Ihnen einen guten Start in die Gesundheit.

Ihre Ilse Gutjahr

Was ist Vollwerternährung?

Vollwerternährung ist eine Kost, die aus möglichst naturbelassenen Lebensmitteln zubereitet wird. Sie enthält alles, was der Organismus zur Gesunderhaltung benötigt. Professor Kollath schreibt: *Eine Nahrung, die alles enthält, was der Organismus zu seiner Erhaltung und zur Erhaltung der Art benötigt, darf man mit Recht als "vollwertig" bezeichnen; nur so ist der Begriff "Vollwert-Nahrung" gerechtfertigt. Naturfremde, also synthetische Stoffe müssen fehlen. Aus den Lebensmitteln dürfen nur solche Bestandteile entfernt werden, deren Nichtnotwendigkeit in jahrzehntelangen Beobachtungen sicher erwiesen ist. Entsprechend dürfen nur solche Stoffe zugegeben werden, deren Unschädlichkeit ebenso sicher bewiesen ist.*

Vollwerternährung ist also keine Diät! Jede Diät soll Organe schonen. Aber was geschont wird, bringt keine Leistung.

Eine werdende Mutter ist jedoch ganz besonders auf die Leistung ihrer Organe angewiesen, wenn sie gesund bleiben will.

Die natürliche Vollwerternährung bewirkt, daß der gesamte Organismus die richtigen Stoffe zum Arbeiten erhält und gefordert wird. Sie enthält alle notwendigen Nährstoffe wie Eiweiß, Fett und Kohlenhydrate im natürlichen Verband sowie alle Vitalstoffe (vita = lateinisch: das Leben), die zur Erhaltung oder Wiedererlangung der Gesundheit notwendig sind. Das Kalorienzählen können Sie vergessen.

Zu den Vitalstoffen gehören nicht nur Vitamine, sondern auch Mineralstoffe, Spurenelemente, Fermente, Aromastoffe, ungesättigte Fettsäuren, sowie alle noch nicht entdeckten biologischen Wirkstoffe.

Nach Dr. Bruker sollten bei einer richtig zusammengestellten Vollwertkost vier Dinge gemieden und vier Dinge gegessen werden. Sie sollten meiden:

- Jede Fabrikzuckerart (weißer und brauner Zucker, Rohrzucker, Traubenzucker, Fruchtzucker, Milchzucker, Malzzucker etc.) und damit gesüßte Nahrungsmittel
- Auszugsmehle (Weißmehl, Graumehl) und Produkte daraus
- Fabrikfette (z.B. Margarine, spezielle Bratfette, raffinierte Öle)
- Säfte, gekochtes Obst. Dieser letzte Punkt gilt besonders für Leber-, Galle-, Magen-, Darmempfindliche.

Sie sollten täglich essen:

- frisches Getreide, z.B. als Frischkornbrei, Frischkorngerichte
- Vollkornprodukte wie Vollkornbrot, Vollkornnudeln, Vollkorngebäck
- Frischkost (Salate aus rohem Obst und rohem Gemüse)
- natürliche Fette (Butter, Sahne, kaltgepreßte Öle)

Je stärker Sie an der Erhaltung oder Wiederherstellung Ihrer Gesundheit interessiert sind, um so intensiver sollten Sie diese Empfehlungen beachten.

Und wenn Sie nun Befürchtungen haben, daß Sie auf Ihr Lieblingsessen in Zukunft verzichten müssen, kann ich sie beruhigen. Manchmal genügt nämlich eine kleine Änderung bei den Zutaten, und schon bleibt Ihr Lieblingsessen auch Ihr Lieblingsessen und ist trotzdem Vollwertkost.

Die alte und die neue Ernährungslehre

Den Menschen sind Empfinden und Wissen um ursächliche Zusammenhänge größtenteils verloren gegangen. Ganz deutlich zeigt sich dies im Ernährungsbereich.

Der Normalverbraucher ißt beinahe wahllos alles, was die Nahrungsmittelindustrie an neuen

Produkten auf den Markt bringt, ohne sich im klaren zu sein, daß total veränderte, unnatürliche Verzehrgewohnheiten zwangsläufig zu gesundheitlichen Schäden führen müssen.

Werbliche Aussagen, Berechnungen und Wertangaben der Industrie über ihre hergestellte Zivilisationskost vermitteln dem Verbraucher das Gefühl, sich nach den neuesten und besten Erkenntnissen zu ernähren. Bedacht werden sollte dabei, daß diese Angaben überwiegend von Ernährungswissenschaftlern stammen, die im Auftrag industrieller Interessengruppen arbeiten.

Es gibt heute eine unüberschaubare Fülle von Ernährungsratschlägen und Vorschriften, die ausschließlich nach den Grundlagen der alten Ernährungslehre zusammengestellt sind, obwohl wissenschaftlich fundierte neue Erkenntnisse vorliegen.

Die alte Ernährungslehre entstand vor etwa 150 Jahren im Zuge der naturwissenschaftlichen und industriellen Entwicklung. Die Nahrung wurde in Einzelteile zerlegt, Inhaltsstoffe wie Eiweiß, Fett und Kohlenhydrate wurden entdeckt. Den Nährwert der Nahrung drückte man in Kalorien aus – die Quantität stand im Vordergrund. Man sprach von Kalorien (Wärmeeinheiten), Nährstoffen und Kraft in Nahrungsmitteln.

Von diesen Berechnungen schloß man auf die Qualität und den Wert der Nahrung für den Menschen. Alles, was keine nachweisbaren Nährstoffe enthielt, wurde als wertlos angesehen und als Ballast bezeichnet. Nach dieser Lehre galt ein kalorienreiches, möglichst ballaststoffarmes Nahrungsmittel als besonders wertvoll. Viel später erst wurden die Vitamine entdeckt.

Die Nahrungsmittelindustrie produzierte Konzentrate, die den damaligen Forschungsergebnissen entsprachen und größtenteils bis in die heutige Zeit beibehalten wurden.

Für die Produktwerbung werden in letzter Zeit schon Begriffe wie *vollwertig, vitalstoffreich usw.* übernommen, ohne jedoch in letzter Konsequenz die Zerstörung der ursprünglichen Lebensmittel bei der Umwandlung in Präparate zu vermeiden. Die Kalorienlehre ist und bleibt ein falscher Maßstab. Alle Ernährungsabhandlungen, die nur die Kalorien berücksichtigen, sind ein untrügliches Zeichen dafür, daß sie von den Vertretern der alten Ernährungslehre stammen. Durch rein physikalische und chemische Vorgänge sowie analytische Werte kann niemals festgelegt werden, was der Mensch wirklich braucht, um gesund zu bleiben oder gesund zu werden.

Die neue Ernährungslehre beurteilt die Nahrung nach der biologischen Wertigkeit. Der

Mensch bleibt gesund, wenn er die Lebensmittel als Ganzes ißt, mit den von der Natur geordneten, richtig dosierten Inhaltsstoffen. Zum besseren Verständnis ist auf der folgenden Seite eine vereinfachte Tabelle nach Professor Kollath abgedruckt, die dem Buch *Die Ordnung unserer Nahrung* entnommen wurde.

Professor Kollath wies in gründlichen Tierversuchen die Unhaltbarkeit der alten Ernährungslehre nach und schuf exakte Grundlagen für die neue Ernährungslehre. Er prägte den Satz: *Laßt die Nahrung so natürlich wie möglich!*

Vor hundert Jahren bezog der Verbraucher ohne den Umweg über die Industrie seine Lebensmittel direkt vom Erzeuger. Es war keine Veränderung vorgenommen worden. Heute verzehrt die Bevölkerung überwiegend industriell verarbeitete Nahrungsmittel und nur noch in geringem Umfang natürliche Lebensmittel. Kollath unterscheidet deshalb ganz bewußt nach Lebensmitteln und Nahrungsmitteln.

Lebensmittel sind *lebendig,* haben einen eigenen Stoffwechsel und sind reaktionsfähig.

Nahrungsmittel sind *tot* und können nur noch Teilaufgaben erfüllen. Sie haben in jedem Fall durch Erhitzen, Konservieren und Präparieren einen Wertverlust erlitten.

Vereinfachtes Schema nach Prof. Kollath

	Lebensmittel			Nahrungsmittel		
	1. natürlich unverändert unerhitzt	2. mechanisch verändert	3. fermentativ verändert	4. erhitzt	5. konserviert	6. präpariert
Pflanzenreich	**Samen z.B.** Nüsse, Mandeln Sesam	**kaltgepreßte Öle**	**Eigenfermente** Hefe Bakterien	**Gebäcke aus Vollkornmehl** Vollkorn-Haferflocken	**Gebäcke aus Auszugsmehl** Zwieback, Knäckebrot, Konfekt Schokolade Haferflocken	**Pflanzliche Präparate z.B.** Kunstfette (Margarine, Öl) Eiweiß, jeglicher Fabrikzucker, Auszugsmehl (Stärkemehl) und Produkte daraus wie Nudeln, Grieß, geschälter Reis, künstl. Aromastoffe, Vitamine, Wuchsstoffe, Fermente, Nährsalze, Mineralstoffgemische
	Getreide	**Mahlprodukte** Vollkornmehl Schrot	**Breie** ungekochte Breie aus Vollkorn, Vollschrot, Vollkornmehl – "Frischkornbrei"	**Breie gekocht** aus Vollkorn		
	Obst **Gemüse** **Honig**	**Salate** aus Obst und Gemüse Naturtrübe Säfte	**Gärsäfte** **Gärgemüse** z.B. Sauerkraut	**Obst und Gemüse** gekocht	**Obst- und Gemüsekonserven** Marmeladen	
Tierreich	**Eier**	**Blut**	**Fleisch** Schabefleisch	**Fleisch** Fisch Eier gekocht bzw. gebraten	**Tierkonserven** Wurst	**Tierpräparate** z.B. Fleischextrakt
	Milch	**Milchprodukte** aus unerhitzter Milch	**Gärmilch**	**Erhitzte Milch** und Produkte daraus	**Milchkonserven** H–Milch H–Sahne	**Milchpräparate** Säuglingsnahrung
Getränke	**Quellwasser**	**Leitungswasser**	**Gärgetränke** z.B. Most, Wein Bier	**Extrakte** Teearten Brühe	**Gemische** Kunstwein	**Destillate** künstl. Mineralwasser Branntwein

Die Tabelle ist in sechs Gruppen eingeteilt. Der Wert der Nahrung nimmt von links nach rechts ständig ab. Wir könnten Zensuren wie in der Schule von 1 bis 6 vergeben.

Die Bewohner der zivilisierten Länder ernähren sich zum größten Teil jedoch nur noch von den Nahrungsgruppen 4 bis 6, was ausreichend, mangelhaft und ungenügend heißt.

Gruppe 1 – natürliche Lebensmittel

Die naturbelassenen, unerhitzten Lebensmittel sind am wertvollsten. Zu ihnen gehören z.B. keimfähiges Getreide, Nüsse, Samen, Früchte, Gemüse, frische Kräuter, Eier, Rohmilch, Quellwasser sowie der naturreine, unveränderte Bienenhonig.

Muttermilch ist das wertvollste Lebensmittel, das dem Menschen als Erstnahrung angeboten wird. Sie müßte an erster Stelle innerhalb der natürlichen Lebensmittel stehen.

Gruppe 2 – mechanisch veränderte Lebensmittel

Wenn wir einen Apfel zerschneiden, verändern wir ein natürliches Lebensmittel mechanisch. In dieser Rubrik sind zum Beispiel kaltgepreßte (kaltgeschlagene) Öle aufgeführt, die ohne Erhitzung durch Pressung gewonnen werden. Getreide ist zu Vollkornmehl und Schrot gemahlen. Aus Früchten und Gemüse werden durch Zerkleinern Salate bereitet. Naturtrübe, frisch ausgepreßte Säfte gehören auch in diese Rubrik. Sie sind aber nur ein Teilnahrungsmittel und können die ganze Frucht nicht ersetzen. Das Blut wurde von Kollath aufgeführt, weil es vor Jahrzehnten noch üblich war, Blut von frisch geschlachteten Tieren zu trinken. Es galt als besonders kraftspendend.

Zu den mechanisch veränderten Lebensmitteln zählen auch Milchprodukte wie Butter, Buttermilch, Quark, Sahne und Frischkäse aus unerhitzter Rohmilch. Leider werden diese Produkte heute alle aus erhitzter Milch hergestellt. Nur wenige Spezialbetriebe bieten Butter und Käse aus Rohmilch an. Das Leitungswasser gehört ebenfalls zu den mechanisch veränderten Lebensmitteln, ebenso alle anderen natürlich gewachsenen Produkte, die durch Zubereitung auf kaltem Wege genußfähig gemacht werden.

Gruppe 3 – fermentativ veränderte Lebensmittel

Darunter sind die durch Eigenfermente (Eiweißkörper), Hefe und Bakterien umgewandelten Lebensmittel zu verstehen: Der Frischkornbrei aus dem frisch geschroteten, eingeweichten Vollgetreide, Gärsäfte, milchsaures Gemüse (z.B. Sauerkraut), Fleisch und Fisch in unerhitzter Form (z.B. luftgetrocknet oder eingelegt), Sauermilchprodukte aus Rohmilch, Käse (z.B. Schnittkäse, Schimmelkäse), Gärgetränke.

Gruppe 4 - erhitzte Nahrungsmittel

In diese Gruppe gehört alles, was durch Erhitzen, Kochen, Backen oder Braten verändert wird. Erhitzen bedeutet immer Wertverlust, deshalb wird hier bewußt nur noch der Begriff *Nahrungsmittel* und nicht mehr *Lebensmittel* verwendet.

Vollkornbrot ist die wichtigste Grundlage der gesunden Ernährung. Es zählt jedoch nur zu den Nahrungsmitteln, da es ja durch den Backprozeß erhitzt wurde. Die Wertminderung, die durch das Backen entsteht, gleichen wir durch einen täglichen Frischkornbrei oder ein anderes Frischkorngericht aus.

Vollkorn-Haferflocken gehören ebenfalls in diese Rubrik, da sie unter Erhitzung hergestellt werden. Die üblichen im Handel erhältlichen Haferflocken sind erhitzt und meist noch bestrahlt worden, um sie keimfrei und somit lange haltbar zu machen. Durch lange Lagerung und die damit verbundene Oxydation (Zutritt von Sauerstoff) gehen weitere wichtige Inhaltsstoffe verloren.

Gruppe 5 - konservierte Nahrungsmittel

Gebäck und Kuchen aus Auszugsmehl bzw. Fertigteig, Dauerbackwaren wie Zwieback, Knäckebrot, Brotkonserven, Konfekt, Schokolade, Marmeladen üblicher Art, Gemüse- und Obstkonserven, Fertigkost aus dem Glas für den Säugling und das Kleinkind, Tier- und Milchkonserven, Kunstweine. Die Konservierung geschieht durch Erhitzung, Trocknung und fast immer durch chemische Verfahren. Chemische Konservierungsmittel sind eine zusätzliche Gefährdung.

Brote aus Auszugsmehlen, die mit natürlichem Sauerteig oder Hefe gebacken werden, erfahren dadurch - im Gegensatz zu chemischen Verfahren - eine gewisse Aufwertung und können noch in die Gruppe 5 aufgenommen werden.

Gruppe 6 - Präparate

In dieser Gruppe sind die minderwertigsten Produkte aufgeführt, von denen jedoch leider die meisten Menschen leben. Alle Präparate sind durch technische und teilweise chemische Prozesse gewonnen. Zum Teil sind sie aus Lebensmitteln herausgezogen, indem bestimmte Nährstoffe isoliert wurden. Das isolierte Produkt zeigt ganz andere Wirkungen als das ganzheitliche Lebensmittel, aus dem es herausgelöst wurde. Am deutlichsten kann dies am Beispiel Fabrikzucker, Auszugsmehle und Fabrikfette aufgeführt werden.

Alle Fertigmilchpräparate für die Säuglingsernährung gehören in diese wertärmste Gruppe, also zu den minderwertigsten Produkten.

Vitamine, Aromastoffe, Wuchsstoffe, Fermente, Nährsalze usw. sind ebenfalls genannt. Damit meinte Kollath künstlich hergestellte Präparate und nicht die natürlichen Vitamine und Vitalstoffe, wie sie in unveränderten Lebensmitteln enthalten sind.

Damit ist die Kollath-Tabelle im wesentlichen erklärt. Einige Schwerpunkte daraus sollen aber wegen ihrer wichtigen Bedeutung innerhalb der Vollwerternährung hier besonders besprochen werden.

Frischkost

Die Frischkost spielt in der Vollwerternährung eine besondere Rolle. Wir verstehen darunter unerhitzte Lebensmittel. In der Praxis sieht es so aus, daß Gemüse und Obst ganz oder als Salat verzehrt werden. Der tägliche Frischkornbrei gehört als wichtigster Bestandteil dazu, ebenso gekeimtes Getreide, Nüsse, Mandeln, Sonnenblumenkerne, Leinsamen, andere ölhaltige Früchte und naturbelassene, unerhitzte Fette.

Für den Gesunden ist etwa 1/3 der Mittags- und Abendmahlzeit als Frischkost einzuplanen, und zwar nicht nur einseitig grüner Salat oder Mohrrüben, sondern möglichst verschiedene über und unter der Erde gewachsene Sorten.

Für denjenigen, der es ganz genau machen will, ist es optimal, wenn er je zwei über und zwei unter der Erde gewachsene Gemüsesorten, Blattsalat und frisches Obst kombiniert. Bei der Frischkost sollte der Obstanteil nicht überwiegen, sondern im Verhältnis 2/3 Gemüse und 1/3 Obst zusammengestellt sein.

Je kranker Sie sind – oder je leistungsfähiger Sie sein wollen – um so größer kann der Frischkostanteil sein. Es ist ein Kardinalfehler, gerade Kranken, Säuglingen und Kleinkindern die Frischkost zu verbieten oder vorzuenthalten und als schwer verdaulich darzustellen.

Leben entsteht nur aus Lebendigem. Deshalb müssen wir auch Lebendiges essen. Frischkost ist lebendig und hat Eigenfermente (Eiweißkörper), die die Tätigkeit unserer Verdauungsdrüsen aufgrund ihrer eigenen Aktivität teilweise selbst übernehmen. Frischkost belastet also nicht, sondern entlastet unsere Verdauungsorgane.

Der Schweizer Arzt Bircher-Benner (1867 – 1939) war ein entschiedener Gegner der schon zu seiner Zeit aktuellen Kalorienlehre. Er gab schwer kranken Patienten mit großem Erfolg Frischkost als Heilkost, weil er erkannte, daß Ernährung nicht in meßbarer Stoffzufuhr besteht, sondern ein weitaus umfassenderer Prozeß ist. Bircher-Benner sagte, daß gespeicherte Sonnenenergie in der Frischkost Heilung bringt. Wir sprechen heute von Vitalstoffen.

Zur Therapie von Dr. Bruker gehört mindestens 1/3 Frischkost für jeden Patienten. Bei bestimmten Krankheiten empfiehlt er reine Frischkost. Selbst schwer kranke Leber-, Galle-, Magen-, Darm-Patienten vertragen die Frischkost ausgezeichnet. Voraussetzung ist, daß auf die richtige Zuammensetzung der Nahrung geachtet wird. Fabrikzucker, Säfte, Sirup und gekochtes Obst bringen Unverträglichkeit und gehören nicht in die Vollwertkost. Dies gilt besonders für den Kranken, aber auch für Säuglinge und Kleinkinder.

Frischkost sollte immer vor der gekochten Nahrung gegessen werden. Essen Sie Gekochtes zuerst, kommt es zu einer sogenannten Verdauungsleukozytose, d.h. zu einem Anstieg der weißen Blutkörperchen im strömenden Blut. Weiße Blutkörperchen treten immer dann verstärkt auf, wenn einem Entzündungsprozeß oder dem Eindringen von Fremdstoffen zu begegnen ist.

Mit der Verdauungsleukozytose signalisiert der Körper also Abwehrbereitschaft bei der Aufnahme gekochter Nahrung. Im Befinden äußert sich diese Tatsache oftmals in Müdigkeit und Völlegefühl nach dem Essen.

Wenn Sie Frischkost essen oder die Mahlzeit damit beginnen, bleibt dieser Vorgang aus. Frischkost ist die hochwertigste Form der Ernährung und eine ausgezeichnete Heilnahrung. Selbstverständlich bedeutet die Empfehlung der Frischkost nicht ein Verbot gekochter Nahrung. Für die Masse der Bevölkerung kommt sie als Dauerkost und ausschließlich sicher nicht in Frage. Jeder einzelne muß die Grenze an der für ihn geeigneten Stelle ziehen. Ihrem heranwachsenden Kind sollten Sie jedoch überwiegend Frischkost anbieten.

Getreide

Eine der wesentlichsten Ursachen chronischer Krankheiten sah Professor Kollath in der Abkehr von den Vollkornprodukten. In jahrzehntelangen, wissenschaftlichen Versuchen erbrachte er den Beweis, daß Vollgetreide ein unentbehrlicher Hauptbestandteil der Vollwerternährung ist.

Die gebräuchlichen Getreidesorten sind Weizen, Roggen, Hafer, Gerste, Hirse, Reis, Mais und als Körnerfrucht auch Buchweizen.

Seit Urzeiten war Getreide die Grundlage der menschlichen Ernährung. Anfangs wurde es hauptsächlich in Form von unerhitztem Brei aus zerriebenen oder gemahlenen Körnern verzehrt. Später folgte der durch Luft und Sonne getrocknete Fladen. Das mit Sauerteig gebackene Brot entstand erst vor etwa 6000 Jahren in Ägypten.

Bis zum Ende des 19. Jahrhunderts verzehrte der überwiegende Teil der Bevölkerung Vollgetreide. Im Zuge der industriellen Entwicklung, der Entstehung von Großstädten und der Einrichtung großer Mühlenbetriebe, die die großen Städte mit zu versorgen hatten, entstand beim Vollkornmehl das Problem der längeren Lagerung.

Vollkornmehl wird nämlich nach relativ kurzer Zeit ungenießbar, weil der Fettgehalt des Getreidekeims ranzig wird und ein Zersetzungsprozeß einsetzt. Außerdem gehen durch lange Lagerung Vitalstoffe verloren.

Man entwickelte also in dieser Zeit Verfahren, den Getreidekeim und die Randschichten zu entfernen. Nur noch der isolierte Stärkekern wurde zu Mehl vermahlen. Dadurch entstand aus dem Vollkornmehl eine *tote Konserve,* ein Präparat, das kaum noch lebenswichtige Vitalstoffe enthält. Dies ist unser heutiges Auszugsmehl.

Die damals herrschende alte Ernährungslehre, die den Wert der Nahrung ausschließlich nach ihrem Gehalt an Eiweiß, Fett und Kohlenhydraten beurteilte und damit dem Grundsatz huldigte, daß ein Nahrungsmittel um so wertvoller sei, je konzentrierter es diese drei Nährstoffe enthalte, unterstützte und förderte damit die Denaturierung der Lebensmittel und die weitere Entstehung von Präparaten.

Das ganze Getreidekorn einschließlich Keim ist der Hauptlieferant von Vitamin B 1. Seine Zerstörung wirkt sich besonders negativ aus, denn Vitamin B 1 ist vorrangig im Keim des Getreidekorns enthalten. Es spielt im Stoffwechselgeschehen eine wichtige Rolle. Eine Unterversorgung führt zwangsläufig zu Störungen bzw. ernsthaften Erkrankungen. Der Durchschnitt der Bevölkerung in zivilisierten Ländern ist mit Vitamin B 1 völlig unzureichend versorgt.

Vor etwa 150 bis 200 Jahren lag die Zufuhr von Vitamin B 1 bei 3 – 5 mg pro Tag und pro Person. Bei der heutigen zivilisierten Bevölkerung liegt sie im Durchschnitt nur noch bei 0,8 mg, obwohl die Weltgesundheitsorganisation (WHO) einen Mindestbedarf von 1,5 mg errechnet hat.

Der Getreidekeim enthält aber nicht nur Vitamin B 1, sondern noch andere Vitalstoffe: B 2, B 6, Pantothensäure, Nikotinsäureamid, Folsäure, Biotin, Vitamin E, Vitamin K, Inosit, Phosphate, Kalium, Calcium, Magnesium, Kieselsäure, Eisen, Zink, Mangan, Kupfer, Bor, Aluminium, Selen, Molybdän, Nickel, Arsen, Fluor, Jod, Kobalt, Chrom, Blei, Brom, Zinn, Titan und Silber.

Da das Vollgetreide allenfalls als gebackenes Vollkornbrot verzehrt wird, ist der tägliche, unerhitzte Frischkornbrei der wichtigste Bestandteil der Vollwertkost. Beim Backen des Brotes gehen wertvolle Vitalstoffe verloren. Im Frischkornbrei sind sie jedoch alle unverändert enthalten.

Geschäftstüchtige Unternehmen bringen nun die Kleie, die früher von den Vertretern der alten Ernährungslehre als *unnützer Ballast* angesehen wurde, als teures Produkt in den Handel und empfehlen sie heute als gesundes Zusatznahrungsmittel. Kleie ist meistens hitzebehandelt, wenn sie in den Verkauf kommt. Sie erfüllt als denaturiertes Teilnahrungsmittel nicht mehr die Aufgabe, die ihr beim ganzen Getreidekorn im natürlichen Verband zukommt.

Wenn Sie Brot kaufen, sollten Sie den Bäcker fragen, ob es ein echtes Vollkornbrot ist. Die Farbe und die Struktur des Brotes sagen nichts über die Qualität aus. Roggenbrot wird vom Kunden oftmals bevorzugt, weil er glaubt, das dunkle Mehl sei gesünder als weißes Mehl. Aber auch beim üblichen dunklen Roggenmehl handelt es sich um Auszugsmehl.

Frisch gemahlenes Vollkornmehl ist im Supermarkt oder Discountgeschäft nicht erhältlich. In letzter Zeit gehen einige Reformhäuser und Naturkostläden dazu über, das Mahlen des gekauften Korns als Service anzubieten. Das ist schon ein Fortschritt. Ideal ist es natürlich, wenn Sie Ihr Getreide mit einer eigenen Mühle unmittelbar vor dem Verbrauch selbst mahlen, damit keine Vitalstoffe verlorengehen. Dabei spielt es keine Rolle, ob die Getreidemühle mit Mahlsteinen oder einem Stahlmahlwerk arbeitet.

Nur von Fleisch oder Milch oder Obst kann der Mensch nicht sehr lange leben. Das Getreide ist jedoch so optimal ausgestattet, daß wir uns über Jahre ausschließlich davon ernähren könnten.

Getreide ist das natürlichste und haltbarste Lebensmittel. Es sollte trocken, kühl und luftig gelagert werden, damit es keimfähig bleibt. Wenn Sie für alle anderen Vollwertgerichte keine Zeit haben, sollten Sie wenigstens den täglichen Frischkornbrei zubereiten. Mit der Grundlage von etwa 50 bis 60 Gramm Getreide pro Person decken Sie schon beinahe den täglichen Mindestbedarf an B-Vitaminen.

Aus der folgenden Tabelle ist abzulesen, wie gering die Werte eines Auszugsmehls gegenüber dem ganzen Getreidekorn sind und welche Verluste durch das Ausmahlen entstehen.

Wirkstoffe	Vollkornmehl 1 kg	Auszugsmehl 1 kg	Verlust
Eisen	44 mg	7 mg	84 %
Kupfer	6 mg	1,5 mg	75 %
Magnesium	250 mg	120 mg	52 %
Mangan	70 mg	20 mg	71 %
Kalium	4730 mg	1150 mg	76 %
Calcium	120 mg	60 mg	50 %
Vitamin B 1	5,1 mg	0,7 mg	86 %
Vitamin B 2	1,3 mg	0,4 mg	69 %
Vitamin B 6	4,4 mg	2,2 mg	50 %
Niacin	57 mg	7,7 mg	86 %
Pantothensäure	50 mg	23 mg	54 %
Provitamin A	3,3 mg	0 mg	100 %
Vitamin E	24 mg	0 mg	100 %

Der Mehl-Vergleich

Daß ein erheblicher Unterschied zwischen frisch gemahlenem und 14 Tage altem Vollkornmehl besteht, haben die Forscher Kühnau und Bernasek in Tierversuchen festgestellt. Dabei wurde beobachtet, wie sich die Zahl der Nachkommen bei unterschiedlicher Kost im Laufe der Generationen verändert. Die einzelnen Gruppen von Versuchstieren wurden neben 50 % normaler Kost mit folgendem gefüttert:

Generation:		1.	2.	3.	4.
Gruppe I	frisch gem. Vollkornmehl	11,3 Nachk.	9,7 Nachk.	12,3 Nachk.	12,0 Nachk.
Gruppe II	Brot aus frisch gem. Vollkornmehl	12,3 Nachk.	9,5 Nachk.	9,3 Nachk.	11,6 Nachk.
Gruppe III	14 Tage altes Vollkornmehl	9,5 Nachk.	4,5 Nachk.	3,2 Nachk.	-,- Nachk.
Gruppe IV	Brot aus 14 Tage altem Vollkornmehl	8,0 Nachk.	3,5 Nachk.	2,0 Nachk.	-,- Nachk.
Gruppe V	Auszugsmehl	8,0 Nachk.	4,0 Nachk.	1,2 Nachk.	-,- Nachk.

Ab Gruppe III, die zu 50 % mit 14 Tage altem Vollkornmehl gefüttert wurde, nimmt die Zahl der Nachkommen ständig ab. Die degenerativen Veränderungen treten in der 3. Generation bereits so kraß auf, daß es danach keine weiteren Nachkommen gibt. Noch deutlicher wird dies bei Gruppe V, die zu 50 % mit Auszugsmehl gefüttert wurde.

Ratten, die ausschließlich mit Auszugsmehl gefüttert werden, sterben in wenigen Wochen. Die Menschen sterben nicht in wenigen Wochen, weil sie ja außer Auszugsmehl noch andere Nahrung zu sich nehmen, sie werden aber krank. Besonders gefährlich ist es, wenn manchen Schwerkranken über längere Zeit Weißbrot und Zwieback als *Schonkost* oder *Diät* verordnet wird. Die Kost zeichnet sich durch einen Mangel an Vitalstoffen aus. Gerade diese Wirkstoffe sind aber notwendig, um gesund zu werden und gesund zu bleiben.

Zucker und Fabrikzucker

Der Grundnährstoff jeder Zelle ist Zucker. Den natürlichen Zucker wie er in unveränderten Lebensmitteln, z.B. Früchten, Gemüse, Getreide, enthalten ist, braucht der Mensch. Auf den künstlich hergestellten Fabrikzucker sollte jeder verzichten, da er die Gesundheit gefährdet.

Alle Fabrikzuckerarten, dazu gehören der gewöhnliche Haushaltszucker (chemisch "Rohrzucker"), brauner Zucker, Fruchtzucker, Traubenzucker, Milchzucker, Malzzucker, sind isolierte Kohlenhydrate, die mittels technischer und chemischer Prozesse aus dem ganzen Lebensmittel herausgelöst werden und als isoliertes Präparat eine völlig andere Wirkung zeigen als das unveränderte Naturprodukt.

Wissen Sie, wie der Fabrikzucker, den Sie als gewöhnlichen Verbrauchszucker täglich genießen, hergestellt wird? *Die Zuckerrüben werden nach dem Waschen zerschnitzelt, dann ausgelaugt. Um den Zuckersaft zu reinigen, wird Kalk zugesetzt. Diese Scheidung vernichtet infolge ihrer alkalischen Reaktion schon fast alle Vitamine. In die mit Ätzkalk vermischte Flüssigkeit wird Kohlensäure geleitet, um den Kalk zu fällen. Die "saturierte" Flüssigkeit wird in die Filterpressen gepumpt, um den Zuckersaft von dem Schlamm zu trennen. Nach einer weiteren Behandlung mit Kalziumsulfit, wodurch gleichzeitig der Saft durch die schweflige Säure entfärbt, also gebleicht wird, dampft man den Dünnsaft zu Dicksaft ein und kocht ihn im Vakuum bis zur Kristallisation. Durch Ausschleudern in einer Zentrifuge wird die Masse in Sirup und Rohzucker getrennt. Nachdem der Sirup zum Zwecke der Rohzuckergewinnung minde-*

ren Grades das Blankkochen, Abkühlen, Kristallisieren und Zentrifugieren mehrere Male hinter sich hat, bleibt als Endsirup die Melasse mit ihrem hohen Gehalt an Nichtzuckerstoffen zurück. Sie wird zur Spiritusbereitung und Viehfütterung benutzt. Der Rohzucker muß in den Zuckerraffinerien noch in Verbrauchszucker verwandelt werden, wozu eine nochmalige Reinigung mit Kalk-Kohlensäure, ein nochmaliges Bleichen mit schwefliger Säure, Filtrieren durch Knochenkohle und "auf Korn kochen" notwendig ist. (Aus "Gift in der Nahrung" von Lenzner).

Nach diesen Prozessen ist von der natürlichen Zuckerrübe nichts Natürliches übriggeblieben. Der Nachteil dieses isolierten Rohrzuckers liegt darin, daß ihm die lebensnotwendigen Vitalstoffe fehlen. Er ist ein totes Präparat und gehört in die letzte Rubrik der Kollathtabelle.

Die Zuckerindustrie nutzte das Wissen um die Notwendigkeit des Zuckers für den menschlichen Organismus, indem sie den Werbespruch prägte: *Zucker sparen grundverkehrt, der Körper braucht ihn, Zucker nährt!* Das tote Präparat Fabrikzucker nährt nicht, sondern es zehrt. Um diese Fabrikzuckerarten abbauen zu können, braucht der Stoffwechsel Vitamine des B-Komplexes, speziell B 1 sowie Kalk. Der Hauptlieferant für B 1 ist aber das Getreide, das heute jedoch überwiegend nur noch zu Auszugsmehl (Weißmehl und Graumehl) verarbeitet wird.

Eine an sich schon vitalstoffarme Ernährung wird durch den Verzehr von Fabrikzucker jeglicher Art und Auszugsmehl noch weiter verarmt, weil dieser Genuß zusätzlich Vitalstoffe beansprucht. Damit ist der Teufelskreis geschlossen.

Zucker als Kalkräuber

Katase, Direktor des Pathologischen Instituts der Medizinischen Akademie von Osaka, hat in seinem Buch: "Einfluß der Ernährung auf die Konstitution des Menschen" u.a. sehr eindrucksvolle Versuche über die Wirkung des isolierten Zuckers auf den jungen, im Wachstum begriffenen Körper veröffentlicht. Die Ergebnisse, die er zusammen mit 40 Mitarbeitern in 10 Jahren gewonnen hat, haben leider nicht die Beachtung gefunden, die ihrer entscheidenden und grundlegenden Bedeutung entsprechen.

Was den Zucker betrifft, so war Katase wie vielen anderen Beobachtern aufgefallen, daß bei Kindern, die reichlich Süßigkeiten genießen, eine *körperliche Schwäche* auftritt. Dies veranlaßte ihn zu sorgfältig angelegten Zuckerfütterungsversuchen an jungen Tieren. In der ersten Versuchsreihe erhielten junge Kaninchen von 400 bis 900 g Körpergewicht 2 – 4 g Rohrzucker pro kg

Körpergewicht als Zulage zur gewöhnlichen Nahrung und andere Kaninchen 2 ccm einer sterilen Rohrzuckerlösung einmal täglich intravenös. Die Zuckermenge entsprach einem Tagesquantum von 40 - 60 g für ein Kind von 20 - 30 kg Körpergewicht. Dieser Zuckerzusatz führte in 146 Tagen zu schweren krankhaften Veränderungen des ganzen Knochensystems in Form von Erweichungen, Verbiegungen, Knickungen und Brüchen. Die Knochensubstanz wurde so weich, daß sie mit dem Messer leicht schneidbar war. Außerdem wurde eine krankhafte Vergrößerung der Nebenschilddrüse gefunden, was deutlich auf die Störung des Kalkstoffwechsels hinweist. Das Mikroskop zeigt eine Kalkauslaugung der Knochen und *viele Zeichen einer verstärkten Zelltätigkeit, gleichsam einer angstvollen Bemühung zur Abwehr eines unaufhaltsam vordringenden Schadens.* Es kam zu dem eigentümlichen Resultat der Verlängerung der Röhrenknochen, die an das gesteigerte Größenwachstum der akzelerierten modernen Jugend erinnert, die ja unter ähnlichen *Versuchsbedingungen* steht. Ralf Bircher bringt neuerdings diese nur wenig beachteten Versuche wieder in Erinnerung.

In weiteren Versuchen wurde bestimmt, bei welchen kleinsten Zuckermengen die Knochenerkrankung beginnt. Während 1/4 g Zucker pro

Tag bei Kaninchen noch keinen Schaden erzeugte, trat er bei 1/2 g schon am 7. Tag, bei 1 g schon am 5. und bei 1 1/2 g schon am 3. Tag auf. *Wenn die Toleranz des Menschen genau dieselbe wäre wie bei den Kaninchen, so wäre es eine Zuckermenge von nur 6 g, welche Kinder von 5–6 Jahren und ca. 20 kg Körpergewicht ohne Schädigung vertragen können. Aus diesem Grunde erscheint es erklärlich, daß die heutigen Kinder, die täglich zu viel Zucker bekommen, in der Mehrzahl körperlich schwach, d.h. asthenisch erscheinen, insbesondere in den größeren Städten. Ich will auf diese eminent wichtige Tatsache, die als ein Produkt der fortschreitenden Zivilisation zu betrachten ist, hinweisen.* Diese Versuche berechtigen in eindeutiger Weise zu der Bezeichnung des Fabrikzuckers als Kalkräuber.

Zucker als Kalkräuber. Entnommen „Krank durch Zucker" von Dr. med. M.O. Bruker.

Unverträglichkeit

Zusätzlich verhindert jeder Fabrikzucker das Ausheilen bestimmter Erkrankungen. Wenn der Kranke, der an ernährungsbedingten Zivilisationskrankheiten leidet, beschwerdefrei werden will, muß er die Vollwertkost genau und konsequent zusammenstellen. Und in diesem Fall ist Fabrikzucker streng zu meiden.

Fabrikzucker macht vollwertige Lebensmittel unverträglich. Es kann bei Genuß von Fabrikzukker gemeinsam mit Frischkost und Vollkornbrot zu Beschwerden kommen, die sich noch mehrere Tage nach dem Verzehr in Bauchschmerzen, Blähungen und Unwohlsein zeigen. Auf dem Gebiet der Diätetik ist dies in den letzten Jahrzehnten eine der bedeutendsten Entdeckungen von Dr. M.O. Bruker, die leider vielfach noch keine Beachtung findet.

Wenn Sie also nach dem Genuß von Weißkohlsalat, Frischkornbrei oder anderer Frischkost sowie Vollkornbrot Unverträglichkeit merken, liegt das nicht an dieser Kost, sondern an der falschen Zusammenstellung. Bevor Sie diese vollwertige Ernährung wieder aufgeben, weil Sie sie angeblich nicht vertragen, prüfen Sie ersteinmal, was Sie an dem Tag oder an den Tagen vorher gegessen haben. Nahrungsmittel wie Kompott, Säfte, Pralinen, mit Fabrikzucker gesüßte und gekochte Marmeladen, Kuchen und Torten aus Auszugsmehl sind keine Vollwertkost! Bei der Ernährung für den Säugling, das Kleinkind und den Kranken sollten Sie deshalb streng darauf verzichten.

Süßen können Sie auch mit natürlichen Früchten, Trockenobst und Honig.

Der gesunde Erwachsene und das gesunde

Kind können sich bei vollwertiger Kost sicher auch einmal Ausnahmen erlauben. Ausnahmen sind nicht die Regel und werden bei einem gesunden Menschen auch keine gesundheitlichen Schäden verursachen.

Fabrikzucker macht süchtig – genau so wie Nikotin, Alkohol und Kaffee. Die ausgesprochene Naschsucht bei Kindern – allerdings auch bei vielen Erwachsenen – ist eine Ersatzbefriedigung. Sie ist kein Zeichen dafür, daß das Kind etwas Süßes braucht! Im Gegenteil, es ist ein untrügliches Zeichen für Mangelernährung.

Manchmal ist es so, daß das Kind sich mit Naschen tröstet. Dann ist es mit Verboten nicht getan. Neben der richtigen Kost braucht es besondere Zuwendung, um ihm bei eventuellen Problemen zu helfen.

Früher war Zucker ein Gewürz. Kuchen und gesüßte Speisen gab es als Besonderheit an Festtagen. Die Ernährung war eine Grundlage, die den Hunger stillte. Heute wollen die Menschen fast alles als Genuß erleben und verwandeln alle Nahrungsmittel in ausgesprochene Genußmittel. Beide Produkte, Fabrikzucker und Auszugsmehl, sind ein Massenkonsumartikel geworden und die Hauptschuldigen bei der Entstehung der ernährungsbedingten Zivilisationskrankheiten.

Kohlenhydrate

In vielen Diätplänen wird die Einschränkung von Kohlenhydraten verlangt bzw. empfohlen. Diese Ratschläge sind durch die alte Ernährungslehre bedingt, die ja vorrangig die Ernährung des Menschen nach ihrem Gehalt an Eiweiß, Fett und Kohlenhydraten bewertete.

Es entsteht beim Leser dadurch der Eindruck, er müsse z.B. Brot, Nudeln oder Kartoffeln meiden, weil diese Produkte *reine Kohlenhydrate sind.* Es muß aber streng unterschieden werden zwischen Lebensmitteln, die Kohlenhydrate enthalten, und den isolierten Kohlenhydraten selbst.

Nach den Ausführungen in den vorangegangenen Kapiteln ist es einleuchtend, daß ein Lebensmittel (z.B. Getreide oder Zuckerrübe), das neben Kohlenhydraten auch noch Vitalstoffe enthält sowie Eiweiß und Fett, eine ganz andere Wirkung zeigt als die isolierten Kohlenhydrate Auszugsmehl und Fabrikzucker. Es muß also vor dem Genuß der raffinierten, isolierten Kohlenhydrate gewarnt werden. Es muß weiterhin richtig heißen: *Brot enthält Kohlenhydrate* und nicht *Brot ist ein Kohlenhydrat* oder *Kartoffeln enthalten Kohlenhydrate* und nicht *Kartoffeln sind Kohlenhydrate.*

Fette

Die Fette der Vollwerternährung sind Butter, kaltgepreßte, naturbelassene Öle, Sahne sowie Nüsse und fetthaltige Samen und Ölfrüchte.

Butter ist das bekömmlichste Fett, das seit Jahrtausenden von den Menschen ohne Schaden verzehrt wurde. Es ist ein Naturfett, das gerade von Leber-, Galle-, Magen-, Darmkranken besonders gut vertragen wird. Butter enthält fettlösliche Vitamine, gesättigte und ungesättigte Fettsäuren in einem natürlichen Verhältnis. Aus Angst vor zu hohen Cholesterinwerten wird von vielen Menschen keine Butter mehr verzehrt. Dieselben Menschen essen aber meistens Fleisch und Innereien von Tieren mit weitaus höherem Cholesteringehalt. Wenn dem Körper kein Cholesterin zugeführt wird, produziert er es selbst, weil es lebensnotwendig ist.

Diese Angst ist künstlich durch die Werbung der Margarine-Industrie erzeugt und leider von der medizinischen Wissenschaft kritiklos übernommen worden!

Die Ursachen der hohen Cholesterinwerte liegen nicht im Verzehr der Butter, sondern in einer Störung des Stoffwechsels. Der Organismus ist dann nicht mehr in der Lage, die übliche, denaturierte Zivilisationskost abzubauen und zu verarbeiten. Somit kommt es zu krankhaften Störungen und Ablagerungen. Eine Reduzierung oder das Weglassen der richtigen Fette ist absolut falsch, denn der Fettstoffwechsel benötigt Fett. Es muß nur das richtige Fett sein.

Dies gilt auch besonders für den Übergewichtigen. Der Stoffwechsel normalisiert sich erst wieder, wenn er naturbelassene Kost bekommt, die alle Vitalstoffe enthält. Und dazu gehören die vollwertigen Fette. Fett macht nicht fett! (s. "Schlank ohne Hungerkur", Dr. M.O. Bruker).

Die üblichen Margarinesorten, Bratfette und Öle werden bei der Herstellung entsäuert, laugeraffiniert, gebleicht, desodoriert, blankfiltriert. Außerdem wird das Fett nicht mittels hydraulischer Pressung aus den Ölfrüchten herausgeholt, sondern durch Lösungsmittelextraktionen gewonnen. So entsteht ein chemisch reines, *totes* Fett, frei von wichtigen Vitalstoffen, dafür angereichert mit chemischen Rückständen. Margarine wird außerdem gehärtet. Das geschieht ebenfalls durch chemische Verfahren, um eine gute Streichfähigkeit zu erzielen. Emulgierung und bei manchen Sorten Zusatz von Antispritzmitteln runden das Bild ab. Dem Verbraucher wird darüber nichts mitgeteilt.

Über die Herstellungsverfahren könnte noch ausführlicher berichtet werden. Aber selbst bei dieser knappen Abhandlung gehört nicht viel

Einfühlungsvermögen und Sachkenntnis dazu, um sich kompromißlos für die Naturprodukte Butter, Sahne, kaltgepreßte Öle bzw. ölhaltige Samen und Früchte zu entscheiden.

Eine gewisse Ausnahme bilden Reformhausmargarinen, da sie auf schonendere Art hergestellt werden.

Wird aus bestimmten Gründen eine tierisch-eiweißfreie Kost eingehalten, gehören Butter und Sahne trotzdem in den Speiseplan, da ihr Eiweißgehalt so gering ist, daß er vernachlässigt werden kann.

Getränke

Vollwertige Getränke sind Quellwasser, Leitungswasser, Mineralwasser, ungesüßte Kräuter- und Früchtetees. Das Kind soll nur trinken, wenn es Durst hat. Das gilt ebenso für Erwachsene jeden Alters. Die Menge wird einzig und allein vom Durst bestimmt.

In der letzten Zeit tauchen in Illustrierten und Zeitungen immer häufiger Empfehlungen auf, pro Tag zwei bis drei Liter Flüssigkeit zu trinken. Das ist absolut falsch und wohl von der Getränke-Industrie lanciert. Jedes Trinken nach Vorschrift ist eine Belastung für Kreislauf, Herz und Nieren. Eine richtig zusammengestellte Vollwertkost deckt bereits den größten Teil des Flüssigkeitsbedarfs, da sie ja sehr *saftig* ist.

Frucht- und Gemüsesäfte sind flüssige Teilnahrungsmittel. Sie dürfen gelegentlich als Besonderheit genossen werden. Es sollten dann aber natürliche, frisch ausgepreßte Säfte bevorzugt werden. Verzichten Sie auf die handelsüblichen, künstlich gesüßten Säfte.

Als tägliches Getränk ist Saft ungeeignet. Geben Sie Ihrem Kind lieber die ganze Frucht anstatt des ausgepreßten Safts. Im übrigen macht Saft noch mehr Durst. Durstlöschende Getränke sind eigentlich nur Wasser und ungesüßte Tees. Säfte stören außerdem die Verträglichkeit natürlicher Lebensmittel.

Wann beginnt die Vorsorge für Ihr Kind?

Während der Schwangerschaft ist das entstehende Kind vollkommen abhängig vom Verhalten der Mutter. Es sollte eigentlich selbstverständlich sein, daß Mütter während der Schwangerschaft auf Alkohol, Kaffee, schwarzen Tee und Nikotin verzichten. Die meisten Frauen wissen das.

Bei der Wahl der richtigen Ernährung herrscht jedoch oft Unsicherheit. Eine Vollwertkost garantiert, daß Mutter und Kind mit allen lebensnotwendigen und die Gesundheit erhaltenden Stoffen versorgt werden.

Die beste Vorsorge für das Kind beginnt deshalb bereits neun Monate vor der Geburt.

Genau genommen sollten sich beide Ehepartner schon vor Beginn der Schwangerschaft vollwertig ernähren, um dem Kind die optimalen Voraussetzungen für ein gesundes Heranwachsen in den ersten Lebensmonaten zu schaffen. Da wir aber heute überwiegend von einer üppigen Mangelkost leben, die mit ursprünglicher, natürlicher Nahrung nichts mehr gemein hat, geraten wir zwangsläufig in einen schleichenden Krankheitszustand hinein. Es ist ja nicht so, daß wir die negativen Folgen der unzureichenden Mahlzeiten, die wir heute gegessen haben, schon morgen spüren.

Die ernährungsbedingten Zivilisationskrankheiten benötigen Jahre - manchmal Jahrzehnte -, bevor sie zum Ausbruch kommen. Es ist bemerkenswert, daß es diese Krankheiten bei unberührten Naturvölkern nicht gibt.

Folgende Krankheiten sind hauptsächlich auf falsche Ernährung zurückzuführen: Gebißverfall, alle Erkrankungen des Bewegungsapparates wie Arthritis, Arthrose, Bandscheibenschäden, Rheuma, Stoffwechselkrankheiten wie Zuckerkrankheit, Fettsucht, Lebererkrankungen, Steinbildungen in Gallenblase und Nierenbecken, Arteriosklerose, Thrombose, Anfälligkeit für Infekte, Herzinfarkt und in bestimmtem Maße auch Krebs.

Mit Vollwerternährung schaffen Sie sich und Ihrem Kind die beste Abwehrbereitschaft. Die mehr als 40-jährige Erfahrung von Dr. Bruker in Praxis und Krankenhaus zeigt, daß schon im frühesten Kindesalter mit der Vollwerternährung begonnen werden sollte, um späteren ernährungsbedingten Zivilisationskrankheiten vorzubeugen. Bei allen vollwertig ernährten Kindern ist eine überaus positive Entwicklung zu verzeichnen, die mit den üblichen fabrikatorisch hergestellten Nahrungsmitteln und Präparaten nicht erreicht werden kann.

In dem Buch "Gefährdete Menschheit" schreibt Albert von Haller:

1. Die Aussicht eines Kindes im wesentlichen ein vollkommenes Wesen seiner Art zu sein und über eine kräftige Gesundheit zu verfügen, sind viermal größer, wenn die Mutter eine vollwertige Ernährung erhielt.

2. Das Risiko, daß ein Neugeborenes eine schwächliche Gesundheit mitbekommt, ist zwanzigmal größer, wenn die Mutter von einer unterwertigen Nahrung lebte.

3. Wenn diese Forschungsergebnisse im ganzen Land angewandt und die amerikanischen Familien entsprechend besser ernährt würden, könnten in jedem Jahr mehr als eine Million amerikanischer Säuglinge ihr Leben auf einer höheren Stufe der Gesundheit beginnen.

Hier in der Bundesrepublik wird die Vollwerternährung kaum angewandt und nicht offiziell empfohlen.

Offiziell empfohlen wird sie deshalb nicht, weil die Nahrungsmittelindustrie seit einigen Jahrzehnten auf den Gleisen der alten, falschen Ernährungslehre fährt und gut daran verdient. Sie hat die Macht und das Geld, das Volk falsch zu informieren. An einer objektiven Aufklärung der Bevölkerung ist kein Unternehmen interessiert, solange diese den eigenen wirtschaftlichen Belangen entgegensteht.

Die zuständigen Behörden, die diese Aufklärung eigentlich vornehmen sollten, erhalten ihre eigenen Informationen wiederum überwiegend aus Wirtschaftskreisen oder von Institutionen, die wirtschaftsabhängig arbeiten. Ein Arzt wird an der Universität in Ernährungsfragen nicht ausgebildet. Es bleibt also zur Zeit nur der Weg, Interesse beim Einzelnen zu wecken, an die Eigenverantwortung zu appellieren.

Sie selbst können etwas ändern: Ihre Familie überzeugen Sie am besten nicht mit Diskussionen, sondern mit gelungener Praxis!

Muttermilch und Kunstnahrung

Die einzige natürliche Ernährung für einen Säugling ist und bleibt die Muttermilch. Sie ist praktisch unersetzlich. Wie die Milch jedes in der freien Natur lebenden Säugetiers in der Zusammensetzung exakt dem Nahrungsbedarf des Jungtieres angepaßt ist, so enthält auch die Muttermilch in einzigartiger Form alle notwendigen Stoffe für das Kind. Voraussetzung für eine vollkommene Zusammensetzung der Muttermilch ist allerdings die richtige Ernährung der Mutter.

Sofort nach der Geburt trinkt der Säugling die

wichtige Vormilch (Colostrum). Sie ist besonders eiweißhaltig und enthält unter anderem viele Abwehrstoffe in konzentrierter Form. Nach einigen Tagen beginnt die allmähliche Umwandlung in die eigentliche Muttermilch. Sie hat einen etwas geringeren Eiweißgehalt, dafür aber mehr Milchzucker als die Vormilch.

Das sogenannte *Einschießen* der Milch ist meist mit ziehenden Schmerzen verbunden. Wird das Kind aber gleich nach der Geburt angelegt, lassen sich diese Schmerzen weitgehend vermeiden, weil es durch das Abtrinken der Milch zur Entspannung der Brust kommt.

Die Muttermilch enthält Eiweiß, Fett, Kohlenhydrate und Vitalstoffe, die in Menge und Zusammensetzung dem individuellen Nahrungsbedarf des Säuglings angepaßt sind. Außerdem enthält sie Schutzstoffe, die den Säugling gegen Infektionen widerstandsfähig machen, so daß viele Krankheiten gar nicht erst entstehen können oder wesentlich leichter verlaufen. Sie schützt das Kleinkind vor zahlreichen Krankheiten, z.B. ständigem Durchfall, Mangelernährung, schlechtem Gedeihen, Rachitis, Infekten, die bei einer fehlerhaften, künstlichen Ernährung verstärkt auftreten. Der Gesundheitswert des voll gestillten Kindes ist statistisch bewiesen. Er ist dreimal so hoch wie der des Flaschenkindes.

Unterschiede in der Zusammensetzung der menschlichen Vormilch (Colostrum), der reifen Frauenmilch und der frischen Kuhmilch

100 g enthalten	Vormilch (Colostrum)	Reife Frauenmilch	Frische Kuhmilch
Eiweiß (g)	3–9	1,4–2	3–3,5
Fett (g)	4	3,8–4	3,5–4
Kohlenhydrat (Milchzucker) (g)	4	6,5–7	4–4,9
Salze (g)	0,4	0,3	0,7
Brennwerte in Kalorien	etwa 65	62–70	65–66

Entnommen: “Hebammenlehrbuch” von Prof. Dr. med. W. Bickenbach

Die Nahrungsmittelindustrie hat in den vergangenen Jahren alles getan, um die Vorteile einer künstlichen Säuglingsnahrung gegenüber der Muttermilch hervorzuheben. Hübsch gestaltete Werbepakete werden vielen jungen Müttern als Ernährungs-Erstausstattung kurz nach der Entbindung von der Säuglingsnahrungsindustrie überreicht. Was so sehr nach Vorsorge und Fürsorge aussieht, ist in Wirklicheit Geschäft für die Zukunft.

An der Muttermilch ist nämlich nichts zu verdienen. Jedes Kind, das nicht künstlich ernährt wird, ist für die Nahrungsmittelindustrie eine Umsatzschmälerung für Jahre im voraus. Mit künstlich hergestellter Babynahrung können jedoch Riesenumsätze erzielt werden. Deshalb werden der Muttermilch selbst von offiziellen Instituten so viele schädliche Inhaltsstoffe bescheinigt. Diese sind tatsächlich nachweisbar. Aber statt gegen die Ursachen anzugehen – die Vergiftung der Luft, des Bodens und die Vergiftung der allgemeinen Nahrung, die die werdende und stillende Mutter selbst zu sich nimmt –, wird das ursprünglichste Lebensmittel als schädlich angeprangert. Es wird verschwiegen, daß durch die Umweltvergiftung die andere Nahrung genau so vergiftet ist! Der lebendige Körper der Mutter, der allein für die Produktion der Muttermilch zuständig ist, liefert auch die wesentlichen Grundstoffe für die erste und damit unstreitbar gesündeste Ernährung des Kindes.

Selbstverständlich können Sie auf den Schadstoffgehalt in der Muttermilch positiven Einfluß nehmen, indem Sie eine vitalstoffreiche Vollwertkost essen und Lebensmittel aus biologischem Anbau bevorzugen. Spaziergänge in der freien Natur anstatt in den verkehrsreichen Straßen der Großstadt sind ebenfalls zu empfehlen.

Seit Beginn der menschlichen Entwicklung wurden über Millionen von Jahren die Säuglinge gestillt. Innerhalb der letzten zwanzig Jahre stellten die Hersteller von Kindernahrung alle Naturgesetze auf den Kopf und propagierten die *adaptierte* (angepaßte) Kunstmilch als Fortschritt, vergleichbar mit der Muttermilch. Und unzählige Mütter haben aus Unwissenheit alle Neuerungen angenommen, weil es ihnen von Seiten der *Gesundheitsfachleute* und *Ernährungsberater* so erklärt wurde. Die Bequemlichkeit bei der Zubereitung der Kunstnahrung und beim Füttern wird besonders herausgestellt, ebenso die der Muttermilch ähnliche (chemische) Zusammensetzung, die Bekömmlichkeit und die mühelose Fütterung des Kindes, die Keimfreiheit und die Sauberkeit des Präparats.

Bei der künstlichen Säuglingsnahrung handelt es sich um Präparate, die in der Kollathtabelle in der letzten (also schlechtesten!) Gruppe *präparierte Nahrungsmittel* aufgeführt sind.

Gerade Säuglinge, die eine besonders vollwertige Kost aus der Rubrik der natürlichen Lebensmittel nötig hätten, werden mit den wertärmsten Präparaten aufgezogen. Zu den Milchpräparaten kommen die Auszugsmehle und der Fabrikzucker. Wir brauchen uns daher nicht zu wundern, wenn es mit den ernährungsbedingten Zivilisationskrankheiten schon bei den Säuglingen beginnt und wenn sich so viele Eltern ständige Sorgen um den Gesundheitszustand ihrer Kinder machen müssen. Denn gerade in der Entwicklungs- und Aufbauzeit, das ist in den ersten Lebensjahren, sind die Aufbaustoffe besonders nötig; vielfach machen sich die Folgen ihres Fehlens aber erst im späteren Leben bemerkbar. (M.O. Bruker, “Unsere Nahrung - unser Schicksal”).

Natürlich ist es manchmal unbequem, Tag und Nacht für das Kind da sein zu müssen, wenn es gestillt wird. Die fertig vorbereitete Flasche kann dagegen auch mal einer anderen Person in die Hand gedrückt werden, die dann das Füttern übernimmt. Aber ist das ein hieb- und stichfestes Argument gegen das Stillen? Eine Kunstflasche kann die kuschelige Körperwärme der Mutter nicht ersetzen, und der Inhalt ist ein Präparat, aber keine lebendige, wirkstoffreiche Muttermilch.

Die Menschen sind heute tatsächlich durch Medien und unsachliche, einseitige Aufklärung manipulierender Interessengruppen so sehr vom Natürlichen abgerückt, daß *steril* und *keimfrei* als Qualitätsbegriff eingeordnet wird. Muttermilch ist zum Glück nicht steril, sondern eine quicklebendige Angelegenheit, mit der dem Säugling eine *notwendige* Portion Bakterien mitgeliefert wird, die ihm äußerst nützlich sind. Sie ist angereichert mit lebensnotwendigen, die Gesundheit garantierenden, nicht zu ersetzenden Vitalstoffen, die das Präparat Kunstmilch nicht aufweisen kann. Leben kann eben nicht im Labor erzeugt werden.

Besonders verheerend haben sich die *Zivilisationsmaßnahmen* der Hersteller von Babynahrung in den Ländern der Dritten Welt ausgewirkt. Die Säuglingssterblichkeit nahm dort nach Einführung der Kunstmilch rapide zu. Das Stillen ist den Müttern systematisch abgewöhnt worden. Der Säugling verliert damit den notwendigsten Schutz vor Krankheiten. Infolge mangelnder Hygiene und aus Unwissenheit wird die Nahrung unsauber und falsch zubereitet. Am 10. Februar 1982 brachte das ZDF den Film "Streitfall Babynahrung". Die Aufnahmen wurden auf den Philippinen gemacht und zeigten die skrupellosen Praktiken der Säuglingsnahrung–Hersteller.

Selbst in den Slums wird dort alles von den Müttern getan, um nach erfolgter *Aufklärung* dem Säugling unter allen Umständen die *Nahrung der Reichen* zu verschaffen. Die ärmsten Familien wollen auch ihrem Kind den Fortschritt der Zivilisation in Form von Kunstnahrung bieten, die den Kleinkindern in den meisten Fällen Krankheit oder Tod bringt.

Die Babymilchindustrie mußte in den letzten Jahren auf Entwicklungsländer ausweichen, weil sich in den zivilisierten Ländern die Euphorie über die Fertigmilch ein wenig legte. Viele Mütter wollen in letzter Zeit doch wieder stillen. Der Hang zu natürlichen, sinnvollen Lebensbedingungen gibt dabei sicherlich den Ausschlag. Eine Rückbesinnung auf alte Werte erfolgt ja auch in vielen anderen Bereichen.

Lassen Sie sich trotz vorhandener Schadstoffe in der Muttermilch auf keinen Fall vom Stillen abbringen. Wir leben in diesem Zeitalter nun mal nicht unter einer Glaskuppel. Wir alle sind ständig von Schadstoffen umgeben und können das Neugeborene nicht davor bewahren. Sie können es aber schützen, indem Sie dem Kind mit der Muttermilch optimale Abwehrstoffe anbieten, die es von klein auf stabilisieren und ihm helfen, mit den Umweltbelastungen besser fertig zu werden.

Die natürliche Ernährung ist die einfachste, billigste, sauberste und bequemste. Das Stillen entlastet Ihre Haushaltskasse ganz erheblich. Es erspart Ihnen die Anschaffung von Milchpräparaten, Flaschen, Saugern, Flaschenwärmern und anderen teuren Gerätschaften, die eben bei Kunstnahrung unumgänglich sind. Außerdem ist Muttermilch immer gebrauchsfertig und bekömmlich. Sie ist stets frisch, hat ständig die richtige Temperatur - und sie ist fachgerecht verpackt!

Und zu guter letzt ist Stillen ein wichtiger Hautkontakt für das Kind - eine unersetzliche Nestwärme, die Sie ihm nicht vorenthalten dürfen.

Die Psychagogin Christa Meves hat in hervorragender Weise dargestellt, daß die Gefährdung der Jugend und die Fehlentwicklung der meisten Jugendlichen eng verknüpft ist mit der fehlenden Nestwärme in den ersten Lebensjahren.

Sie schreibt in ihrem Buch "Unser Leben muß anders werden":

1. *Depressionen mit Suchthaltungen werden um so leichter vorbereitet*

   a) je unangemessener (zu leicht, zu schwer, zu gewaltsam) dem Säugling die Nahrung gereicht

wird;
b) je öfter er auf sein Schreien hin über Stunden permanent keine Nahrung bekommt.

2. *Kontaktschäden im Sinne von Bindungslosigkeit und Bindungsverweigerung werden um so leichter vorbereitet*
a) je weniger Säuglinge im "Schaualter" (zwischen dem dritten und sechsten Lebensmonat) Gelegenheit haben, eine konstante Bezugsperson anzuschauen, kennenzulernen und sich mit ihr zu unterhalten;
b) je öfter und länger im folgenden Jahr bis zum achtzehnten Lebensmonat die Kinder von dieser Bezugsperson, an die sie sich gebunden haben, getrennt werden.
3. *Neurotische Verwahrlosung mit der Symptomtrias Bindungslosigkeit, Passivität und Ordnungsfeindlichkeit, mit Negativismus und Neigung zu Raub- und Gewaltkriminalität entsteht um so leichter, je mehr von den eben genannten Minusvarianten am Lebensstart eines Menschen vorhanden waren.*

Sollten Sie weiteren Rat beim Stillen brauchen, können Sie sich an die Arbeitsgemeinschaft freier Stillgruppen - AFS - wenden. Die AFS ist ein bundesweiter Zusammenschluß von derzeit mehr als 250 Stillgruppen, die

Selbsterfahrung haben und mit Rat und Tat zur Seite stehen.

Adressen erhalten Sie auf Anfrage beim Verlag.

Stillen – wann und wie oft?

Es gibt nicht eine einzige Erkrankung der Mutter, bei der das Stillen unterbleiben muß. Sollte eine außergewöhnlich schwere Krankheit auftreten, regelt die Natur die Vorgänge – die Muttermilch versiegt! Solange jedoch Milch vorhanden ist, wird das Kind angelegt.

Ein Kaiserschnitt ist zum Beispiel keine Krankheit. Die Mutter kann sich in den ersten Tagen vielleicht nur unter Schmerzen bewegen. Gestillt werden kann aber trotzdem. *Notfalls* muß die Milch am Anfang abgepumpt und dem Kind mit der Flasche verabreicht werden. Achten Sie darauf, daß die Nahrung aus der Flasche nur für kurze Zeit gegeben wird, denn sonst gewöhnt sich das Kind an die Bequemlichkeit. Es merkt sehr schnell, daß es einfacher ist, die Milch aus der Flasche zu trinken, anstatt unter Anstrengung an der Brust zu saugen. Je stärker der Wunsch der Mütter nach Stillen vorgetragen wird, um so mehr muß sich auch das Pflegepersonal der Klinik darauf einstellen.

In den ersten Stunden nach der Geburt wird

der Säugling gestillt, so oft er Hunger hat, auch nachts. Das kann im Abstand von 1, 2 oder 3 Stunden rund um die Uhr geschehen. Manche Kinder sind von den Strapazen der Geburt so erschöpft, daß sie sofort einschlafen und sich erst Stunden später melden. Je früher und häufiger das Kind angelegt wird, um so früher und reichlicher ist auch Milch vorhanden. Je mehr Milch das Kind erhält, um so länger werden die Pausen zwischen den Mahlzeiten. Nach wenigen Tagen hat sich ein gewisser Rhythmus eingependelt, so daß die Mutter auch bald in der Nacht Ruhe hat. Die Brüste können zu jeder Mahlzeit gegeben werden. Ist der Milchfluß erstmal gut in Gang gebracht, reicht es später wahrscheinlich aus, jedesmal nur eine Brust zu reichen. Das Leertrinken der Brust fördert die Milchbildung ebenfalls und beugt einer Milchstauung und einer Brustdrüsenentzündung vor.

Die Stilldauer beträgt 5 bis längstens 30 Minuten und hängt unter anderem auch von der Empfindlichkeit der Brustwarzen ab. Anfangs sollte das Kind nicht länger als etwa 10 Minuten saugen, damit sich die Brustdrüsen nicht entzünden. Je kürzer die Stillzeit ist, um so häufiger muß der Säugling angelegt werden, damit er zu seinem Recht kommt.

Achten Sie genau auf die Bedürfnisse des Kindes. Wenn das Kind keinen Appetit mehr hat, wird es abgenommen und nicht zum ständigen Weitertrinken ermuntert. Bei Brustdrüsenentzündung wird trotzdem angelegt, da das Abtrinken der Milch und die Entspannung der Brustdrüsen sich günstig auswirken. Bei schmerzenden Brustwarzen läßt man das Kind durch ein Saughütchen trinken.

Ist zu wenig Milch vorhanden, müssen immer beide Brüste gereicht werden. Sollte das auch noch nicht genügen, so kann bis zur ausreichenden Milchversorgung mit dem Löffel noch etwas ungesüßter Tee nachgefüttert werden (z.B. Fenchel- oder Kamillentee). Mehrere Tage nach der Geburt reichen für den gesunden Säugling normalerweise 5 bis 6 Mahlzeiten pro Tag aus, die im Abstand von 3 bis 4 Stunden gegeben werden. Später genügen sogar 4 Mahlzeiten. Um etwas Ruhe und Regelmäßigkeit in den Tagesablauf zu bringen, empfiehlt es sich, die Mahlzeiten z.B. um 6.00 Uhr, 10.00 Uhr, 14.00 Uhr, 18.00 Uhr und 22.00 Uhr zu geben. Starre Regeln lassen sich selbstverständlich in keinem Fall aufstellen, da beide – Mutter und Kind – in Ruhe ihren ganz individuellen Rhythmus finden müssen. Eine aufmerksame Mutter merkt aber bald, ob das Kind wirklich Hunger hat oder ob es schreit, weil die Windeln naß sind oder andere

Dinge ihm Unbehagen verursachen.

Ein gesundes Kind ist nach dem Stillen satt und zufrieden. Es schläft meistens schon gegen Ende der Mahlzeit an der Brust der Mutter ein und meldet sich erst wieder, wenn Hunger und Appetit die nächste Portion dieser *Kraftmischung* verlangen.

Die Brustwarzen werden einmal täglich mit lauwarmem oder kaltem Wasser abgewaschen. Auch für empfindliche Brustwarzen ist dies die beste Methode. Es ist die beste Pflege für zarte Haut.

Während der Stillpause werden die Warzen mit einem sauberen Leinentuch bedeckt.

Machen Sie es sich während des Stillens so bequem wie möglich. Das Stillen ist wichtiger als alle Haushaltspflichten. Es sollte Sie und andere Familienmitglieder nicht stören, wenn die gewohnte Ordnung in den ersten Wochen etwas aus den Fugen gerät. Genießen Sie diese Zeit mit Ihrem Kind ruhig und entspannt. Wenn Sie das Kind stillen, achten Sie darauf, daß es frei durch die Nase atmen kann.

Nach dem Trinken lassen Sie das Kind aufstoßen. Es wird dann in Seitenlage ins Kinderbett gelegt, damit Milch, die häufig bei Neugeborenen wieder aus dem Mund läuft, gut abfließen kann, ohne daß das Kind sich dabei verschluckt.

Der Säugling wird nach jeder Mahlzeit auf eine andere Seite gelegt. Vor einigen Jahren wurde die Bauchlage als Schlafhaltung für das Neugeborene sehr empfohlen. Sie hat sich jedoch nicht bewährt.

Für das ältere Kleinkind kann die Bauchlage aber täglich als gute gymnastische Übung für mehrere Minuten eingeplant werden. Im übrigen wird hier nicht auf besondere Gymnastik hingewiesen, weil ein gesundes Kind einen natürlichen Bewegungsdrang hat und dadurch alle Muskeln und Körperteile trainiert.

Zum Schluß noch eine Anmerkung zur Ernährung der Mutter während der Stillzeit. In vielen Zeitschriften und auch Fachbüchern wird immer wieder darauf hingewiesen, daß die Mutter während der Monate, in denen das Kind gestillt wird, auf blähende Gemüsesorten – zum Beispiel Kohl, Lauch, Zwiebeln, Hülsenfrüchte – verzichten sollte, weil auch das Kind sonst unter Blähungen zu leiden habe. Diese Behauptung ist falsch.

In dem Kapitel *Vollwertkost* weise ich auch noch einmal ausdrücklich darauf hin. Es gibt keine Unbekömmlichkeit für Mutter und Kind, wenn die Vollwerternährung richtig zusammengestellt wird. Die Lebensmittel, die die Natur uns anbietet, sind in unveränderter, unverfälschter Form immer bekömmlich.

Trinkmengen

Die Trinkmengen sind am ersten Tag sehr gering und erreichen manchmal nur 10 Gramm pro Mahlzeit und sogar noch weniger. Legen Sie das Kind aber trotzdem häufig und auch unregelmäßig an, wenn es sich meldet. Das kräftige Saugen regt die Milchbildung an.

Das Kind muß sich beim Trinken anstrengen und sich die Mahlzeiten erarbeiten. Ein Säugling, der genug getrunken hat, schläft an der Brust ein und gibt bis zur nächsten Mahlzeit Ruhe. Ein noch hungriges Kind schreit.

Die Milchmengen nehmen mit jedem Tag zu. Somit auch die Trinkmengen. Wenn das Kind am ersten Tag zum Beispiel 10 Gramm pro Mahlzeit getrunken hat, können es nach 8 Tagen durchaus schon 110 Gramm pro Mahlzeit sein. Allmählich steigen die täglichen Trinkmengen auf 800 bis 1000 Gramm an. Manche Frauen haben sogar noch mehr Milch.

Ein Brustkind kann mit Muttermilch niemals überfüttert werden.

Es bestimmt nämlich selbst, wieviel es mag. Das Kind trinkt nicht unbedingt bei jeder Mahlzeit die gleichen Mengen. Das sollte jede Mutter beachten und nicht über den Appetit des Kindes nach ihrem eigenen Empfinden entscheiden.

Einen ungefähren Anhaltspunkt für die Tagestrinkmengen bei Muttermilch in den ersten 10 Lebenstagen des Kindes gibt folgende Tabelle, *von der jedoch Abweichungen nach oben und unten durchaus in den Bereich der Norm gehören:*

am	1. Tag etwa	10 g pro Mahlzeit	=	50 g pro Tag. Eventuell gar keine Nahrungsaufnahme.
am	2. Tag etwa	20 g pro Mahlzeit	=	100 g pro Tag
am	3. Tag etwa	30 g pro Mahlzeit	=	150 g pro Tag
am	4. Tag etwa	45 g pro Mahlzeit	=	225 g pro Tag
am	5. Tag etwa	60 g pro Mahlzeit	=	300 g pro Tag
am	6. Tag etwa	70 g pro Mahlzeit	=	350 g pro Tag
am	7. Tag etwa	80 g pro Mahlzeit	=	400 g pro Tag
am	8. Tag etwa	90 g pro Mahlzeit	=	450 g pro Tag
am	9. Tag etwa	100 g pro Mahlzeit	=	500 g pro Tag
am	10. Tag etwa	110 g pro Mahlzeit	=	550 g pro Tag

In jedem Fall sind Hunger und Sattsein des Kindes der einzige Maßstab! Jedes Kind braucht individuell abgestimmte Trinkmengen, das gilt auch besonders bei Flaschennahrung. Ein Tabellenwert kann niemals Maßstab für alle Kinder sein.

Zum Teil bestimmen das Alter und Gewicht des Säuglings die Trinkmenge und – bei Flaschennahrung – die Zusammensetzung der Nahrung. Als Faustregel kann gelten, daß das Neugeborene ungefähr 10 Tage nach der Geburt 1/5, ab 8. Woche 1/6, ab 12. Woche 1/7 seines Körpergewichts als Tagestrinkmenge benötigt.

Wie schon im Kapitel *Stillen* erwähnt, ist das Nahrungsbedürfnis in den ersten Tagen sehr gering und beträgt nur wenige Gramm pro Mahlzeit. In den ersten 14 Tagen steigern Sie die Trinkmenge bei Flaschennahrung ganz allmählich. Voraussetzung der Steigerung ist das normale Stuhlbild, die Gewichtskurve, das Wohlbefinden und der Appetit des Kindes. Solange die regelmäßige Zunahme anhält, sollte nichts geändert werden. Es kann nicht oft genug betont werden, daß letztendlich in jedem Fall das gesamte Befinden und Gedeihen des Säuglings ausschlaggebend ist und nicht Normen, Zahlen und statistische Werte.

Dauer des Stillens, Abstillen

Das Kind sollte nach Möglichkeit *mindestens* sechs Monate gestillt werden. Ein voll gestilltes Kind erhält dadurch im ersten Halbjahr alles, was es braucht. Die Zufütterung von Beikost kann erfolgen, wenn das Kind den ersten Zahn bekommen hat. Sie können dem Kind aber trotzdem noch monatelang die Brust geben. Mütter früherer Generationen stillten ihre Kinder ein Jahr und länger. Bei manchen Naturvölkern werden Kinder oftmals mehrere Jahre gestillt.

Das Abstillen erfolgt ganz allmählich, damit das Kind sich langsam an die neue Nahrung gewöhnen kann. Mutter und Kind haben normalerweise ein Gespür dafür, wann der richtige Zeitpunkt da ist. Anfangs wird erstmal eine Brustmahlzeit durch einen Brei (am besten Frischkost) ersetzt. Nach einiger Zeit wird die zweite Mahlzeit ausgetauscht. Schrittweise ersetzen Sie dann eine Mahlzeit nach der anderen durch Vollwertkost, immer im Abstand von mehreren Tagen, Wochen oder auch Monaten.

Da die Brust am Abend leer getrunken werden soll, um eine Milchstauung zu verhüten, am Morgen aber am stärksten gefüllt ist, sollten Sie die erste und letzte Brustmahlzeit des Tages zweckmäßigerweise zuletzt aufgeben.

Das Abstillen verläuft normalerweise unkompliziert. Je weniger ein Kind angelegt wird, um so weniger fließt die Milch. Vom Abpumpen der Milch ist abzuraten, es sei denn, mit der Hebamme oder dem Arzt wurde diese Regelung aus besonderen Gründen getroffen. Stillen Sie nicht von einem Tag zum anderen ab, damit das Kind immer noch die Möglichkeit hat, an die Brust zurückzukehren, wenn Schwierigkeiten auftauchen.

Kinder reagieren auf das Abstillen ganz unterschiedlich. Gierige Esser werden mit den bequemen, schnellen Löffelmahlzeiten meistens besser zurechtkommen als die langsamen Genießer. Lassen Sie Ihrem Kind auf jeden Fall Zeit, mit der neuen Situation in Ruhe und ohne Zwang fertig zu werden.

Allgemeines zur Flaschennahrung

Es ist immer falsch, ein Neugeborenes nicht zu stillen. Die Flaschennahrung ist ein ungenügender Ersatz der Muttermilch. Auch wenn das Kind beim Stillen nicht satt wird, sollte es immer wieder angelegt werden. Selbst die kleinsten Mengen Muttermilch sind von größter Wichtigkeit für den Säugling. Manchmal klappt es mit Ruhe und Geduld auch noch nach mehreren Wochen mit dem Stillen. Milchbildende Tees (in Maßen getrunken!) und natürliche Arzneimittel sind oft hilfreich für die Mutter.

Wenn zugefüttert werden muß, ist dem Kind die Brust stets zuerst zu reichen. Danach geben Sie die Zusatznahrung mit dem Löffel oder der Flasche. Eine Trinkflasche sollte nicht mehr als 200 g fassen, da größere Flaschen leicht dazu führen, mehr Nahrung einzufüllen und das Kind zu überfüttern.

Brennen Sie in den Sauger ein ganz kleines Loch, um dem Kind das Trinken so unbequem wie möglich zu machen. Die Nahrung soll beim Schräghalten der Flasche nur langsam heraustropfen.

Stillen ist Schwerstarbeit für das Kind. Ein Brustkind muß sich beim Trinken anstrengen und verspürt somit, daß *nach* der Arbeit das Wohlbehagen kommt. Auch ein Flaschenkind sollte sich das angenehme Gefühl des Sattseins erarbeiten. Es wirkt sich positiv auf seine spätere Entwicklung aus. Außerdem bewirkt starkes Saugen einen guten Speichelfluß, und dieser enthält wiederum ein Ferment (Ptyalin), das die Nahrung vorverdaut.

Die richtige Trinktemperatur stellen Sie fest, indem Sie die Flasche an ein Augenlid halten oder einige Tropfen auf das Handgelenk (Pulsprobe) fließen lassen. Wenn Sie die Wärme dort als angenehm empfinden, ist die Temperatur richtig für Ihr Kind.

Ich kann nicht stillen – welche Ersatznahrung?

Als Ersatz für die Muttermilch kommt nur eine Ernährung in Frage, die dem Grundsatz von Professor Kollath gerecht wird: *Laßt die Nahrung so natürlich wie möglich!*

Die Gesundheit ist im Ernährungsbereich nur garantiert, wenn neben den Grundnährstoffen die Vitalstoffe in ausreichender Menge und ausgewogenem Verhältnis zugeführt werden. Das gilt für jeden Menschen, für das Neugeborene jedoch in besonderem Maße. Vitalstoffe haben wir nur in lebendiger Nahrung – in Lebensmitteln, nicht in Konserven, nicht in Präparaten. Es gibt mehrere Möglichkeiten, wenn nicht gestillt werden kann.

Frischkornmilch als idealer Muttermilchersatz

Im Prinzip entspricht die Frischkornmilch der Milch, die man früher mit Haferschleim zubereitete. Dabei wurden jedoch durch Erhitzen und Kochen starke Veränderungen vorgenommen, während bei der Frischkornmilch ausschließlich unerhitzte, naturbelassene Lebensmittel verwendet werden.

Für die Zubereitung kommt rohe Kuhmilch in Frage (Ausführliches über Milch s.S. 171). Da es heute bereits mehrere Milchsorten im Handel gibt, soll folgende Aufzählung einen Überblick über die Qualität geben: (Reihenfolge in abnehmender Qualität)

1. Rohmilch von einem biologisch bewirtschafteten Bauernhof
2. Vorzugsmilch
3. Rohmilch von einem normal bewirtschafteten Bauernhof
4. pasteurisierte Milch vom Demeterhof, erhältlich in Reformhäusern und manchen Naturkostläden
5. pasteurisierte Milch
6. pasteurisierte und homogenisierte Milch
7. Dosenmilch, Milchpulver
8. H-Milch

Da die Muttermilch vom Säugling roh getrunken wird, sollte auch die Kuhmilch nicht erhitzt werden. Beim Erhitzen wird bereits das hochwertige, native Eiweiß denaturiert, ebenso werden andere Vitalstoffe unvorteilhaft verändert.

Können Sie keine Rohmilch der genannten Gruppe 1) bis 3) bekommen, müssen Sie zwangsläufig pasteurisierte Milch nehmen. Sie ist zwar nicht besonders empfehlenswert, jedoch letztendlich immer noch den Produkten der Gruppe 6) bis 8) vorzuziehen. Für die Säuglings- und Kleinkinderernährung ist die Verwendung von H-Milch absolut zu vermeiden (Ausführliches darüber s.S. 171 ff.).

Das Wasser für die Zubereitung der Frischkornmilch wird ebensowenig wie die Milch vorher abgekocht. Da in den Städten heute aber meistens schon Chlor zugegeben wird sowie durch Umweltbelastung in zunehmendem Maße Chemikalien in das Trinkwasser gelangen, ist Mineralwasser oder stilles Wasser (z.B. Pohlmannwasser oder Volvic) für die Zubereitung der Flaschennahrung zu empfehlen. Das Abkochen des üblichen Leitungswassers bringt keine Besserung der Qualität, denn chemische Stoffe werden durch Kochen nicht zerstört. Durch das Kochen gehen jedoch wichtige Vitalstoffe verloren.

Zubereitung der Frischkornmilch

Trinkmenge pro Flasche etwa 120 Gramm	oder als Tagestrinkmenge für 5 Flaschen = etwa 600 Gramm
20 g Vollgetreide	100 g Vollgetreide
40 g Wasser	200 g Wasser
60 g Rohmilch	300 g Rohmilch

Als Getreide kommt Weizen aus biologischem Anbau in Frage. Es kann auch Gerste, Hafer, Naturreis oder eine Mischung aus Roggen und Weizen genommen werden. Hafer läßt sich allerdings nicht auf jeder Mühle mehlfein mahlen.

Das Korn wird unmittelbar vor der Zubereitung mehlfein gemahlen und mit der angegebenen Wassermenge 5 – 8 Stunden oder über Nacht eingeweicht. Es macht nichts, wenn das Mehl eine Stunde länger eingeweicht steht, es ist aber erfahrungsgemäß wichtig, die Mindestzeit von 5 Stunden einzuhalten. Dafür verwenden Sie am besten eine Glas- oder Porzellanschüssel, die ausschließlich für die Säuglingsnahrung genommen und mit einem Teller oder Tuch abgedeckt wird.

Am Morgen wird dieser Getreidebrei nach der Quellzeit mit 60 g Rohmilch vermischt, in eine Saugflasche gefüllt und im Wasserbad auf Trinktemperatur erwärmt (gut lauwarm!). Eventuell kann eine Messerspitze Honig beigemischt werden. So einfach ist das!

Wird am Abend die Gesamtmenge für 5 Tagesmahlzeiten gemahlen und eingeweicht, kann morgens ein Teil für eine Flasche abgenommen und der Rest für die nächsten Mahlzeiten in den Kühlschrank gestellt werden. Oder Sie bereiten morgens alle Mahlzeiten auf einmal zu und verwahren Sie dann ebenfalls im Kühlschrank.

Sollte Ihre Getreidemühle das Korn nicht fein genug mahlen, passieren Sie die trinkfertige Flüssigkeit auf jeden Fall durch ein feines Sieb, da beim Säugling in den ersten Tagen der Saug- und Schluckreflex noch nicht so stark ausgeprägt ist. Je glatter die Nahrung verabreicht wird, um so besser nimmt das Kind sie an.

Während des Fütterns wird die Flasche hin und wieder kräftig geschüttelt, da sich das Getreide leicht am Flaschenboden absetzt. Der nicht getrunkene Rest wird *auf keinen Fall* bei der nächsten Mahlzeit *wieder aufgewärmt,* sondern weggeschüttet oder für eine Erwachsenenmahlzeit verwendet.

Von dieser Frischkornmilch erhält das Kind in den ersten Wochen täglich 4 bis 5 Mahlzeiten. Es gibt Säuglinge, die sogar mit drei Flaschenmahlzeiten zufrieden sind und dabei gut gedeihen. Auf jeden Fall trinkt das Kind an Menge so viel, wie es mag und nicht so viel, wie die Mutter nach Tabellen oder Teilstrichen erwartet! Ein Säugling trinkt nicht immer die gleichen Mengen und hat - genau wie ein Erwachsener - mal weniger und mal mehr Appetit!

Wenn das Kind noch teilweise gestillt wird (Zwiemilchernährung), wird zuerst die Brust gegeben und hinterher, dem Hunger entsprechend, Frischkornmilch aus der Flasche oder mit kleinem Löffel verabreicht. Wurde das Kind schon mit Fertigmilch ernährt und soll jetzt Frischkornmilch erhalten, ist es empfehlenswert, erstmal *eine* Flaschenmahlzeit durch Frischkornmilch zu ersetzen, bei guter Verträglichkeit nach wenigen Tagen die zweite usw.

Die Kuhmilch ist auf jeden Fall ein Überbrükkungsmittel für das Neugeborene, das nicht gestillt werden kann. Bei der Frischkornmilch wird der Eiweißgehalt der Kuhmilch durch den Zusatz von Getreide herabgesetzt. Es erfolgt gleichzeitig eine biologische Aufwertung. Bei schlechter Verträglichkeit der Kuhmilch ist es aber gut, möglichst bald die Milch abzusetzen. Diese Kinder werden am besten mit *Frischkornmandelmilch* ernährt. Die Zubereitung erfolgt genau wie bei der Frischkornmilch. Anstelle von Kuhmilch wird Mandelmilch zum Getreidebrei gegeben.

Zubereitung der Frischkornmandelmilch

Trinkmenge pro Flasche etwa 120 Gramm	oder als Tagestrinkmenge für 5 Flaschen = etwa 600 Gramm
20 g Vollgetreide	100 g Vollgetreide
40 g Wasser	200 g Wasser
60 g Mandelmilch;	300 g Mandelmilch

frisch vor jeder Mahlzeit zubereiten

Das Getreide wird wie bei der Frischkornmilch mehlfein gemahlen und mit Wasser 5 - 8 Stunden eingeweicht.

Die Mandelmilch muß für jede Mahlzeit frisch angerührt werden. Dazu werden 10 g Mandelpüree mit 100 g Wasser gemischt. Die geschälten, süßen Mandeln (10 g = etwa 6 - 7 Stück) werden auf einer sehr feinen Reibe (z.B. Muskatreibe, die nur dafür genommen wird!) gerieben und mit 100 g Wasser verrührt. Ungeschälte Mandeln läßt man 2 - 3 Minuten in heißem Wasser liegen und zieht dann die Haut ab.

Die Mandelmilch ist eine Emulsion, die der Kuhmilch sehr ähnlich sieht. Sie wird mit dem eingeweichten Getreide gemischt. Auch diese Nahrung anfangs durch ein feines Sieb passieren.

Das Reiben der Mandeln kostet wenig Zeit, die Zubereitung ist insgesamt unkompliziert.

Da die Frischkornmilch und die Frischkornmandelmilch sehr sättigend sind, gilt auch hier der Rat: Lassen Sie Ihr Kind trinken, so viel es mag. Erfahrungsgemäß werden die Durchschnittsmengen, die sonst bei Muttermilch zutreffen, hierbei nicht erreicht.

Wichtige Hinweise:

a) Beim Passieren der Nahrung verbleibt ein Rest im Sieb. Der Schwund, der durch diesen Rückstand bei der Trinkmenge entsteht, wird bei der Frischkornmilch mit Kuhmilch aufgefüllt, wenn das Kind noch entsprechenden Hunger hat. Die Frischkornmandelmilch ergibt in der angegebenen Menge nach dem Passieren etwa 120 Gramm Flüssigkeit pro Mahlzeit. Ein Auffüllen entfällt somit.

b) Auf das Süßen der Nahrung wurde nicht extra hingewiesen, weil beide Arten süß schmekken. Wurde das Kind jedoch bereits mit Fertigmilch ernährt, die künstlich gesüßt ist, dann kann der Übergang erleichtert werden, indem pro Flasche mit einer Messerspitze Honig gesüßt wird.

c) Es ist darauf zu achten, daß bei der Zubereitung der Nahrung alle Geräte peinlich sauber zu halten sind.

Dr. med. Max Edwin Bircher hat schon vor Jahrzehnten beste Erfahrungen mit einer ähnlichen Ernährung bei nicht gestillten Säuglingen gemacht. Die erste Nahrung der Säuglinge bestand aus verdünntem Fruchtsaft und Mandelmilch. Die Art der Zubereitung und die Trinkmengen richteten sich nach dem Gewicht des Kindes.

Ernährung mit reiner Kuhmilch

Ernährung mit reiner Kuhmilch ist durchaus möglich, wird aber sehr selten praktiziert. Etwa 1/4 bis 1/3 aller Kinder reagieren allergisch auf Kuhmilch. Es kommt dabei zu Unverträglichkeiten. Dies hängt mit dem artfremden Eiweiß zusammen.

Allgemeines zur Beikost

Bei voll gestillten Brustkindern ist eine frühe Zufütterung überflüssig, da die Muttermilch für Wachstum und Wohlbefinden ausreichend ausgestattet ist. Der erste Zahn kann als Signal für das Verabreichen fester Kost angesehen werden.

Dem Brustkind geben Sie dann als Zwischenmahlzeit kleine Frischkostproben, zum Beispiel ein Stück schaumig geschlagene Banane, etwas fein geriebenen Apfel oder sehr fein geriebene Mohrrübe, anderes rohes Obst und Gemüse sowie den Frischkornbrei. Natürlich werden diese neuen Mahlzeiten nicht auf einmal eingeführt, sondern nach der Gewöhnung an eine bestimmte

Ein Kind von 4 1/2 – 5 kg Körpergewicht erhielt z.B. folgende Mahlzeiten:

Auszug aus Bircher-Tabelle

Zeit der Mahlzeiten	Fruchtsäfte		Mandelmilch		
	Saft aus g	Wasser zur Verdünnung g	Mandelpüree g	mit Wasser auffüllen bis zu ccm	Totalmenge
6 Uhr	Bananen oder Tomaten 40	20	12,0	120	180
10 Uhr	Orangen oder Trauben 30	15	13,5	135	180
14 Uhr	Bananen oder Tomaten 40	20	12	120	180
18 Uhr	Orangen oder Apfel 30	15	13,5	135	180
22 Uhr	Bananen oder Tomaten 40	20	12	120	180

Auch er hat natürlich dem Säugling in den ersten Tagen stark verdünnte Nahrung gegeben, die langsam auf die oben genannten Konzentrationen gesteigert wurden.

Obstart kommt nach einigen Tagen als Ergänzung etwas Neues hinzu. Es gibt Kinder, die alles akzeptieren und mit Wonne verspeisen, andere dagegen müssen ein wenig überlistet werden, indem vielleicht der gewohnte Bananenbrei oder der geriebene Apfel als Geschmacksgrundlage für einige Tage beibehalten wird. Bei jeder Veränderung der bisherigen Kost steigern Sie auch hier die neuen Mahlzeiten allmählich und in kleinen Mengen!

Es ist zweckmäßig, zuerst nur einige Teelöffel von dem Brei zu geben und nach und nach eine ganze Brust- oder Flaschenmahlzeit zu ersetzen. Damit das Kind die neue Kost gut annimmt, sollten Sie die kleinen Mahlzeiten leicht erwärmen (im Wasserbad oder speziellen Wärmeteller), jedoch nicht über 43 Grad erhitzen.

Die hochwertigste Nahrung ist die unerhitzte Frischkost. Frischkornbrei, Obst und Gemüse können heute mit modernen Küchengeräten so zerkleinert werden, daß das Füttern problemlos ist. Die ersten fein pürierten Mahlzeiten und Probierhappen sollten schlicht und frisch sein. Wenn sich in der ersten Zeit der Zufütterung unverdaute Obst- und Gemüsestückchen im Stuhlgang des Kindes zeigen, so ist das kein Grund zur Beunruhigung. Es bedeutet nicht, daß der Säugling diese Nahrung noch nicht verwerten kann.

Die wichtigsten Bestandteile der Mahlzeit sind trotzdem ausgenutzt worden.

Beim *Flaschenkind* ist die Beikost ganz gezielt spätestens vom 3. Monat an zu empfehlen. Ein Säugling von 6 Wochen kann ruhig schon mal ein wenig vom feinst pürierten Obst oder Gemüse probieren, um ihn auf den guten Geschmack zu bringen. Mit dem Mixer wird die Nahrung fast flüssig zerkleinert, erscheint sie Ihnen noch zu fest, geben Sie einige *Tropfen* Wasser hinzu. Fangen Sie messerspitzenweise mit kleinsten Proben an und gehen Sie dann allmählich zu vollen Frischkostmahlzeiten über. Das drei Monate alte Kind, das nicht gestillt wird, kann schon größere Mengen aufnehmen. Steigern Sie die Frischkost in jedem Fall ganz allmählich, bis eine Flaschenmahlzeit ersetzt ist.

Es ist am unkompliziertesten und am bekömmlichsten für das Kind, wenn Sie bei reiner Frischkost bleiben - zumindest in den ersten Monaten. Bei gutem Appetit kann auch bald eine zweite Flaschenmahlzeit ersetzt werden. Die gute Entwicklung des Kindes bestimmt das weitere Programm. Die Mengen legt das Kind selbst fest. Jedes Kleinkind verweigert die Nahrung, wenn es satt ist oder nicht mehr mag. Der *Vielfraß* wird erzogen.

Ideal ist es natürlich, wenn Mutter und Kind –

noch besser die ganze Familie – Frischkost bzw. Vollwertkost essen. Zu Beginn der Mahlzeit nehmen Sie dann von der üblichen zubereiteten Frischkost kleine Mengen ab, zerkleinern sie und lassen das Kind probieren. Eine milde Zubereitung ist dabei Voraussetzung. Scharfes Würzen der Speisen ist zu vermeiden.

Speiseplan für das Kleinkind

Der Ernährungsplan für Ihr Kind könnte in den ersten 6 Monaten folgendermaßen aussehen, wenn es nicht gestillt wird:

1. – 4. Woche:

4 – 5 mal täglich Frischkornmilch.

4. – 6. Woche:

täglich 10 – 30 g frisch gepreßter Obst- oder Gemüsesaft. Dazu wird z.B. eine Mohrrübe oder ein Apfel auf einer Glasreibe gerieben und mit einem Teelöffel der Saft aus dem Mus herausgedrückt. Man kann den geriebenen Obst- oder Gemüsebrei auch durch ein Haarsieb pressen und den aufgefangenen Saft einer Flaschenmahlzeit beigeben. Beginnen Sie mit 1 Teelöffel voll und steigern Sie dann allmählich etwa jeden 2. oder 3. Tag um einen weiteren Teelöffel.

2. Monat:

Jetzt beginnt das Zufüttern von Beikost. Anfangs wird 1/3 einer Banane zerdrückt und mit einer Gabel schaumig geschlagen oder im Mixer fein püriert. Die Menge wird ebenfalls allmählich gesteigert, bis eine Flaschenmahlzeit durch eine Obstmahlzeit ersetzt ist. Zur Banane können im Laufe des Monats auch Birne, Apfel oder anderes Obst hinzukommen.

3. Monat:

Das Kind ißt jetzt mittags einen Gemüsesalat. Sie beginnen mit Mohrrübe-Apfel und nehmen dann auch hier ganz allmählich andere Gemüsesorten hinzu (wenn irgend möglich aus biologischem Anbau). Zerkleinert wird alles mit dem Mixer oder auf einer Glas- oder Edelstahlreibe. Der Mahlzeitenplan ist also erweitert auf:
1 Obstmahlzeit,
1 Gemüsefrischkost,
3 mal Frischkornmilch.

Zu dieser Zeit kann es auch schon einmal kleine Probehappen vom Frischkornbrei der Familie erhalten – natürlich fein püriert!

4. Monat:

Morgens: Frischkornbrei oder Frischkornmilch.

Mittags: Gemüsefrischkost. Wenn das Kind dann noch Hunger hat, bieten Sie ihm danach etwas Getreidesuppe oder pürierten Naturreis oder auch eine in der Schale gekochte, gepellte Kartoffel an, die mit etwas Butter, Sahne oder Milch zerdrückt wird.

Nachmittags: Frischkornbrei oder Frischkornmilch. Es spielt keine Rolle, ob der Frischkornbrei morgens oder zu einer anderen Tageszeit gegessen wird.

Abends: Frischkornmilch.

5. Monat:

Der Ernährungsplan in diesem Monat ist ähnlich wie im 4. Monat. Der Nahrungsbedarf und Appetit des Kindes sind sicher größer.

Morgens: Sollte der Frischkornbrei dem Appetit entsprechend eingeplant werden.

Mittags: Gibt es wieder abwechslungsreiche Frischkost zum Sattessen, bestehend aus mehreren frischen Gemüsesorten. Als Ergänzung eventuell gekochte Beilagen. Dazu zählen auch schonend gegarte Gemüsegerichte wie Mohrrüben, Kohlrabi, Blumenkohl ...

Nachmittags: Frischkornmilch. Für das noch hungrige Kind gibt es in Milch oder Kräutertee (Anis, Fenchel z.B.) eingeweichten Vollkornzwieback, Vollkornsemmel oder Vollkorntoast ...

Abends: Vollkornbrei (s. Rezeptteil)

6. Monat:

Morgens: Frischkornbrei

Mittags: Frischkost voraus und warme Beilagen hinterher

Nachmittags: Obstsalat und evtl. Beilagen oder Frischkornmilch und Beilagen

Abends: Vollkornbrei

Wenn die ersten Zähne durchbrechen, ab 6./7. Monat, erhält das Kind am Nachmittag oder Abend ein Butterbrot, das ihm in kleinen Happen gereicht wird.

Es gibt natürlich auch Kinder, die sich völlig abweichend vom oben genannten Plan verhalten. Wie schon erwähnt, sind manche Säuglinge mit drei oder vier Flaschenmahlzeiten zufrieden, andere dagegen verlangen nach 5 Mahlzeiten oder manchmal mehr. So gibt es auch Kinder, die mit einem halben Jahr und noch länger gern als 5. Mahlzeit ihre abendliche Flaschenmahlzeit beibehalten. In der Regel haben sich aber bei einem 6 Monate alten Kind vier Mahlzeiten eingependelt.

Vigantol, künstliche Vitamine und Mineralstoffgemische

Wenn Sie diesen Ernährungsplan als Anhaltspunkt nehmen und Ihrem Kind konsequent von Anfang an eine abwechslungsreiche und gut schmeckende Vollwertkost geben, haben Sie im Ernährungsbereich optimale Vorkehrungen für die Gesundheit des Kindes getroffen. Es ist daher unnötig, dem Kind aus Vorsorge künstliche Vitamine oder Mineralstoffgemische zu geben.

Trotz negativer Erfahrungen werden auch heute noch Säuglingen Vitamin D-Präparate, z.B. Vigantol verabreicht.

Rachitis ist eine Stoffwechselstörung, die durch Lichtmangel und Mangel an richtiger Nahrung entsteht. Die in der Haut befindliche Vorstufe des Vitamin D kann dann nicht in das eigentliche Vitamin D umgewandelt werden. Daraus resultiert wiederum eine nicht ausreichende Auswertung der in der Nahrung befindlichen Mineralstoffe, besonders des Kalks.

Durch das Verabreichen von Vigantol und anderen Vitamin D-Gaben wird der Kalk zu rasch in das kindliche Bindegewebe und Knochengerüst eingelagert. Es entsteht dadurch eine zu schnelle Verhärtung des Knochengerüsts, wodurch der Schädel klein bleibt. Ebenso ist oftmals eine *Vergreisung* des Kindes zu beobachten.

Die natürliche Entwicklung des Organismus und auch der Persönlichkeit ist behindert.

Bei Kindern, die durch Unfalltod gestorben waren, stellte man bei der Sektion starke Arterienverkalkung fest, die ja sonst erst im Alter vorkommt.

Dr. zur Linden schreibt: *1923/24 wurde mir als jungem Assistenzarzt die Sektion eines zehnmonatigen Säuglings übertragen, der aus zunächst völlig ungeklärter Ursache gestorben war. Bei der histologischen Untersuchung der Organe des Kindes ergab sich eine Arterienverkalkung der Lungenarterien, die so stark war, daß das Kind daran langsam ersticken mußte ... Inzwischen gibt es eine umfangreiche Literatur mit gleichlautenden Erfahrungen von Wissenschaftlern der ganzen Welt, in denen diese schweren, manchmal tödlich verlaufenden Gefäßwandschädigungen von Vigantolkindern beschrieben werden ...*

Durch richtig dosierte Sonnenbäder wird die Vitamin D-Aufnahme besonders angeregt, und mit abwechslungsreich gestalteter Frischkost und vitalstoffreicher Vollwerternährung erhält der kindliche Organismus alle notwendigen Nährstoffe und Vitalstoffe, die er zum guten Gedeihen braucht.

In den Wintermonaten und in sonnenarmer Jahreszeit kann allerdings bei unvollkommener

Ernährung Lebertran notwendig werden, da er Vitamin D in natürlicher Form enthält.

Gewicht

In den ersten Tagen nach der Geburt nimmt jedes Kind ab. Die Gewichtsabnahme ist bei schweren Kindern größer als bei leichten und beträgt im allgemeinen 5 bis 10 % des Körpergewichts. Etwa am vierten oder fünften Tag ist die Abnahme beendet. Das Geburtsgewicht wird bis zum Ende der zweiten Woche - manchmal auch erst in der dritten Woche - wieder erreicht. Erfahrungsgemäß verlieren Säuglinge, die häufig angelegt und voll gestillt werden, wenig an Gewicht und nehmen schneller wieder zu als Flaschenkinder.

Ein gesunder Säugling nimmt pro Woche ungefähr 150 bis 200 Gramm zu. Das Kind verdoppelt sein Geburtsgewicht in 5 bis 6 Monaten und verdreifacht es etwa bis zum Ende des ersten Lebensjahres. Abweichungen sind aber immer möglich.

Die Gewichtskurve darf nicht allein Maßstab für die Gesundheit des Kindes sein. Es ist nicht empfehlenswert, den Säugling vor und nach jeder Mahlzeit auf die Waage zu legen, um die Trinkmenge festzustellen. *Übertriebenes Wiegen* schafft nur Unruhe und Unsicherheit und bringt

Streß für Mutter und Kind. Wiegen Sie Ihr Kind einmal in der Woche! Das genügt! Ständige Gewichtszunahme beweist eine ausreichende Nahrungsaufnahme. Brustkinder nehmen zum Beispiel rascher zu als Flaschenkinder. Temperamentvolle Kinder haben dagegen selten die gleiche steil ansteigende Gewichtszunahme wie ruhige Kinder. Gesund sein können aber beide.

Eine aufmerksame Mutter stellt auch am Aussehen und Wohlbefinden sowie am Stuhlgang des Kindes fest, ob alles in Ordnung ist. Ein gesunder Säugling hat eine reine, rosige Haut, strahlt Behaglichkeit und Zufriedenheit aus sowie gute Laune und Lebensfreude.

Stuhlgang

In den ersten Tagen nach der Geburt wird ein grünlich-schwarzer Brei, das sogenannte Kindspech, ausgeschieden. Der Stuhlgang von Brustkindern ist weich (salbenartig), riecht aromatisch-säuerlich und wird drei bis viermal täglich entleert.

Auch häufige dünne Entleerungen können vorübergehend vorkommen, ohne das Gedeihen zu stören. Solange das Kind nur Muttermilch (keine Fluortabletten oder andere Medikamente, Vitamin D etc.) bekommt, sind selbst geringe Schleimabsonderungen noch nicht krankhaft,

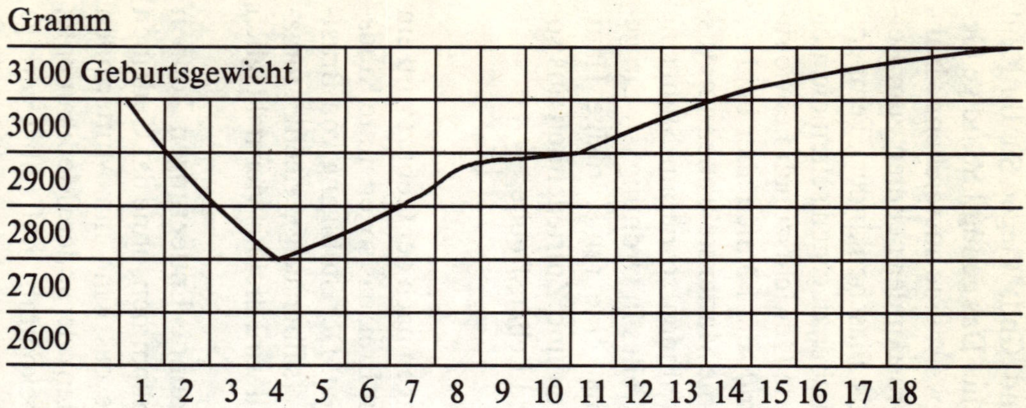

Physiologische Gewichtsabnahme nach der Geburt

(Aus den Aufzeichnungen einer Hebamme mit 45 Berufsjahren)

Durchschnittszahlen für Gewicht, Länge und Kopfumfang des Kindes

Alter	Gewicht Gramm	Länge cm	Kopfumfang cm
Neugeborenes	3300	50	34
1 Monat	3850	53	37
2 "	4700	56	39
3 "	5450	59	41
4 "	6100	61	42
5 "	6600	63	43
6 "	7100	65	43
7 "	7600	67	44
8 "	8000	69	44
9 "	8350	70	45
10 "	8700	71	45
11 "	9000	72	46
12 "	9300	73	46

(Aus den Aufzeichnungen einer Hebamme mit 45 Berufsjahren)

wenn das Kind gut gedeiht.

Es gibt sogar Brustkinder, die äußerst selten Stuhlgang haben - manchmal in Ausnahmefällen nur ein- bis zweimal in der Woche. Normalerweise gibt es bei Brustkindern, deren Mütter vollwertig essen und guten Stuhlgang haben, ebenfalls keine Probleme. Der Stuhlgang bei künstlich ernährten Säuglingen ist meist fester und heller. Der Geruch ist unangenehm.

Körpertemperatur

Neugeborene reagieren auf Überhitzung mit erhöhter Körpertemperatur und auf Unterkühlung leicht mit Untertemperatur.

Die Temperatur eines gesunden Säuglings zeigt um 37 Grad an. Bei lebhaften Kindern gibt es Schwankungen um mehrere Teilstriche. Es können zum Beispiel mittags 37.8 Grad sein und abends 36 Grad. Wenn das Kind einen munteren, gesunden Eindruck macht, ist dies kein Grund zur Besorgnis.

Ältere Kinder, die sehr sensibel sind, reagieren bei Aufregungen oftmals mit hohem Fieber, fühlen sich aber trotzdem wohl. Auch hier gilt wieder, daß ein Tabellenwert - in diesem Fall die Temperatur - nicht allein als Maßstab für die Gesundheit anzusehen ist.

Reinigung von Flasche und Sauger

Sauger und Flasche werden nach Gebrauch unter fließendem Wasser ausgespült. Die Flasche wird mit einer speziellen Flaschenbürste, die *nur dafür* verwendet wird, gründlich gereinigt. Eventuell geben Sie beim Säubern etwas Salz in die Flasche, damit sich Milchreste besser lösen. Sie spülen mit heißem Wasser nach.

Nach mehrmaligem Gebrauch werden Flasche und Sauger ausgekocht. Verwenden Sie einen Topf, der nur dafür benutzt wird. Dieser Aufwand sollte Ihnen Ihr Kind wert sein. Flasche und Sauger werden trocken in einem Gefäß aufbewahrt und mit sauberem Tuch oder Deckel abgedeckt. Für die Zubereitung der Nahrung nehmen Sie einen Topf, der ebenfalls nur für die Säuglingsmilch benutzt wird.

Künstliche Reinigungsmittel sind auf *keinen* Fall zu empfehlen, da immer einige Rückstände mit in die Nahrung gelangen. Nach einem aktuellen Bericht des SPIEGEL und des Umweltmagazins NATUR geriet ein gängiges Kaltsterilisierbad für Fläschchen und Sauger in Verdacht, Krebs zu erregen.

Geistige, seelische und körperliche Entwicklung des Säuglings

Das Gewicht des Neugeborenen beträgt im Durchschnitt ungefähr 3300 Gramm. Je nach Statur der Eltern und dem körperlichen Zustand der Mutter kommen Geburtsgewichte zwischen 2500 und 4500 Gramm vor.

Bei der Geburt beträgt die Körperlänge etwa 50 cm. Der Gesamtlängenzuwachs macht im ersten Lebensjahr ungefähr 20 bis 25 cm aus. Auch hier sind starke Schwankungen innerhalb des normalen Bereichs möglich, denn der Säugling läßt sich in seiner Eigenart ebensowenig in ein Schema zwängen wie ein Erwachsener.

In den ersten Tagen und Wochen nach der Geburt schläft der gesunde Säugling sehr viel, sehr tief und fest. Er erwacht nur kurze Zeit, wenn er Hunger hat, in nassen Windeln liegt oder sich unwohl fühlt. Sehr laute Geräusche erschrecken das Kind. Sobald alles Unbehagen behoben ist, beruhigt es sich und schläft weiter. Ein Neugeborenes ist in jeder Beziehung hilflos. Die Bewegungen fallen unkontrolliert, überschießend und ziellos aus. Gegen Ende des ersten Lebensmonats wird die Haltung straffer.

Im zweiten Monat zeigt das Kind schon lebhafte Anteilnahme an dem, was in seiner Umwelt geschieht. Wohlbehagen bringt es mit Lächeln zum Ausdruck. Es verfolgt alle Gegenstände aufmerksam mit den Augen. Geräusche werden durch Blicke und Kopfdrehen wahrgenommen. Es beginnt zu lallen. Die meisten Kinder können in der Bauchlage den Kopf schon mehrere Sekunden anheben.

Mit dem dritten und vierten Monat zeigt es durch lebhafte Gebärden an, daß es Freude an bestimmten Dingen hat. Es hält Gegenstände fest. Sein reges Mienenspiel verrät Teilnahme am eigenen Tun und Tagesablauf. Das erste Spielzeug, das Sie dem Kind in die Hand geben, sollte nicht aus Plastik, sondern aus organischen Stoffen, z.B. Holz, hergestellt sein.

Es lächelt nicht nur, sondern es lacht schon hörbar! In Bauch- und Rückenlage ist das gesunde Kind jetzt ein einziges strampelndes Energiebündel! Es sitzt mit Unterstützung und hält den Kopf frei. Stecken Sie es nicht in Babyliegen, Hopser oder andere *Aufbewahrer*. Der Aufenthalt auf ebenem Boden, auf dem das Kind Bewegungsfreiheit hat, ist am besten, sei es im Bett oder auf dem weichen Teppich.

Im fünften Monat dreht das Kind den Kopf jetzt vollkommen zur Seite. Wenn es sich aus der Bauchlage heraus aufrichten will, bekommt es manchmal Übergewicht und fällt um. Es hat viel Freude am Hören.

Im sechsten bis siebenten Monat kommen im allgemeinen die ersten Zähne durch. Es sitzt frei. Beim Hochheben stemmt das Kind die Beine auf die Unterlage. Es greift jetzt gezielt nach vorgehaltenen Gegenständen. Es verändert seine Körperlage, kugelt herum, wirft Spielzeug weg und möchte alles anfassen. Wenn das Kind auf dem Rücken liegt, greift es nach seinen nackten Zehen und spielt damit. Die Bewegungen sind so stark ausgeprägt, daß im siebenten bis achten Monat schon Ansätze von Krabbeln vorhanden sind.

Wenn Sie sich mit Ihrem Kind unterhalten, antwortet es lallend, juchzend, mit Silben und selbst erfundenen Lauten in allen möglichen Tonlagen.

Im neunten bis zehnten Monat steht es eventuell schon. Nun beginnt eine besonders aktive Phase. Das Kind kriecht und krabbelt. Es robbt durch das Zimmer. Pferchen Sie es nicht im Laufstall ein – nur für kurze Zeit, wenn es nicht anders geht! Es versucht am Bett hochzuklettern, erwischt jedes Tisch- und Stuhlbein, um unermüdlich seine Muskeln zu trainieren. Mit dem Ende des ersten Lebensjahres oder auch erst zu Beginn des zweiten Lebensjahres kann das Kind frei stehen. Die ersten Gehversuche folgen. Mit zunehmendem Alter verlängert sich auch die Wachzeit des Kindes, beträgt aber auch gegen Ende des ersten Jahres im allgemeinen kaum mehr als zehn Stunden.

Jedes Kind entwickelt sich anders. Es gibt ganz *Frühe,* die wirklich mit dem 1. Lebensjahr schon laufen und auch leichte Worte wie Mama, Papa, Auto, Ball sprechen können. Es gibt aber auch regelrechte *Spätzünder,* die erst mit eineinhalb Jahren so weit sind oder noch später. Zeigt das Kind jedoch ständig teilnahmsloses Verhalten und ist es mit fünf oder sechs Monaten immer noch interesselos und stumpf, so ist unbedingt ein Arzt zu befragen.

Kleinkinder stecken alles gern in den Mund, um mit Freude darauf herumzukauen. Der Kiefer ist auch ohne Zähne schon erstaunlich hart. Geben Sie Ihrem Kind anstelle von faden Beißringen eine dicke Mohrrübe, einen harten Apfel oder Kohlrabi. Es wird mit Begeisterung darauf herumbeißen und lutschen. Die ersten Zähne brechen im allgemeinen nach dem 6. Monat durch, und zwar zuerst die unteren, mittleren Schneidezähne. Durchschnittlich erscheinen dann jeden 2. Monat zwei weitere Zähne. Nach ungefähr 2 - 2 1/2 Jahren hat das Kind 20 Milchzähne.

Sollte das Kind bei der Zahnbildung Schmerzen haben, helfen homöopathische Mittel, z.B. Chamomilla D 6.

Ein voll gestillter Säugling bekommt die Zähne jedoch in der Regel gänzlich ohne Beschwerden. Nach dem ersten Zahnen kaut und lutscht es auch gern auf einem harten Brotkanten. Bei diesen Beißversuchen sollten Sie es aber nicht unbeobachtet lassen.

Mit der in diesem Buch aufgezeigten Vollwerternährung haben Sie Ihr Kind von Anfang an nicht mit Säften und gekochten weichen Breien verwöhnt. Es wird dann auch später kein *kaufaules Kind* sein, sondern gern in ein kerniges Vollkornbrot oder einen knackigen Apfel beißen. Gegen Ende des 1. Lebensjahres ist es so entwikkelt, daß es alle vollwertigen Mahlzeiten der Familie mitißt.

Pflege des Kindes

Es ist selbstverständlich, daß alle Gegenstände, mit denen der Säugling in Berührung gebracht wird, sauber gehalten werden müssen. Andererseits ist aber darauf zu achten, daß keine übertriebene Reinlichkeit betrieben wird, indem mit Desinfektionsmitteln allen Bakterien der Garaus gemacht wird. Es genügt vollkommen, wenn die Mutter (oder deren Vertretung) sich mit normaler Seife und Wasser die Hände wäscht, bevor sie das Kind versorgt.

Die Wäsche des Säuglings sollte mit natürlichem, biologischem Seifenpulver gewaschen werden, um Hautreizungen oder allergische Reaktionen, die durch übliche, chemisch aufbereitete Waschmittel entstehen können, zu vermeiden.

Das neugeborene Kind wird nach der Geburt kurz in klarem Wasser (36 Grad) gebadet. Die wichtige *Käseschmiere* ist eine Schutzschicht, die nicht abgerieben wird, sondern auf der Haut des Kindes bleibt, bis sie aufgesogen wurde. Sie ist Wärmeschutz und enthält gleichzeitig wichtige Wirkstoffe, die dem Kind den Start in dieses Leben erleichtern. Also nach dem ersten Bad nur die Haut vorsichtig trockentupfen.

In der Regel wird das Kind *vor* der Mahlzeit gebadet. Das tägliche Bad ist eine übertriebene Reinlichkeitsmaßnahme. Ein bis zwei Bäder pro Woche genügen. Der Unterkörper des Kindes wird täglich kurz mit klarem kaltem Wasser ohne Seife abgewaschen, um die Reste von Urin und Stuhlgang zu entfernen. Es ist wichtig, daß der Säugling sich früh an einen kurzen Kaltreiz gewöhnt. So wird ein fließender Übergang zu späteren Kneipp'schen Maßnahmen geschaffen. Das wöchentliche Bad dauert anfangs etwa 5 Minuten. Es wirkt dann wohltuend und anregend. Bei zu langer Badezeit ist der Säugling zu sehr angestrengt. Wenn das Kind einige Monate alt ist, darf das Bad natürlich ausgedehnt werden.

Das Neugeborene ist so früh wie möglich an den Aufenthalt in frischer Luft zu gewöhnen. Schon im ersten Lebensmonat kann damit begonnen werden. Ist das Kind in der warmen Jahreszeit geboren, beginnen Sie spätestens im dritten Monat mit Sonnenbädern. Sie müssen dabei ganz langsam vorgehen und das Kind allmählich an die Sonne gewöhnen. Am besten lassen Sie es an einem windgeschützten Ort 5 Minuten unbekleidet in der Sonne strampeln. Die Zeit wird täglich *um einige Minuten* bis auf eine halbe Stunde insgesamt ausgedehnt. Um eine eventuelle Wärmestauung oder ungleichmäßige Erwärmung zu vermeiden, ist es wichtig, das Kind *unbekleidet* zu lassen. Lediglich der Kopf wird mit einer leichten Mütze gegen zu starke Sonne geschützt.

Die Kleidung

Die Kleidung des Säuglings sollte so beschaffen sein, daß das Kind sich wohl fühlt. Sie soll den Körper vor unnötiger Wärmeabgabe schützen, aber sie soll auch eine Überwärmung verhindern. Sie sitzt so locker, daß das Kind in seinen Bewegungen nicht behindert ist und sich rundum behaglich fühlt. Der größte Fehler ist das zu warme Einpacken des Kindes. Selten wird einem Kind zu leichte Kleidung angezogen.

Ein Säugling kann sich nicht wie ein älteres Kind oder ein Erwachsener vor Abkühlung und Untertemperatur bzw. Überhitzung und Wärmestau schützen. Die Kleidungsstücke sollen dem Alter, der Jahreszeit und dem Aufenthaltsort entsprechen. Oftmals tragen Kinder in der geheizten Wohnung auch noch den dicken Pullover, den sie auch im Freien anziehen.

Alle Bekleidungsstücke sollten aus Naturfasern sein. Ein Wollpullover nimmt weniger Schmutz an als ein Pullover, der aus synthetischen Fasern hergestellt wurde. Wolle muß nicht so oft gewaschen werden und ist insofern pflegeleichter als eine Kunstfaser. Dasselbe gilt für Seide. Seide ist ebenfalls ein stark schmutzabweisendes Gewebe. Die Anschaffung der natürlichen Kleidungsstücke ist zwar teurer, aber die Zeitersparnis in der Pflege und die Haltbarkeit beachtlich. Außerdem sind Naturfasern hautfreundlich. Es lebt sich in ihnen und mit ihnen gesünder.

Für den Säugling sind Windeln aus Baumwolle, Leinen und Flanell angebracht. Hemdchen und Jäckchen sollten aus Baumwolle, feiner Wolle oder Seide sein, Windelhosen aus Wolle. Gummihosen, Einmalwindeln, Babyslips und Fertig-Windelhöschen sind auf keinen Fall zu empfehlen. Die Saugfähigkeit und Weichheit wurde zwar von der Stiftung Warentest untersucht, die Hautverträglichkeit jedoch nicht. Luftdicht und wasserdicht abgeschlossen rötet sich oftmals die Haut des Kindes. Hartnäckige und schmerzende Hautentzündungen sind die Folge. Die Beweise über die Reizbarkeit der Babyhaut durch Fertig-Windelhöschen liefert Ihnen die Fernseh- und Hörfunkwerbung der Hersteller täglich frei Haus. Die Werbeargumente sind gegensätzlich und stechen sich gegenseitig aus.

So natürlich wie die Bekleidung wird auch das Bett des Kindes ausgestattet. Am geeignetsten sind Holzbetten mit geschlossenem Kopf- und Fußteil. Die Matratze muß fest sein. Am zweckmäßigsten und gesündesten ist eine Füllung aus Roßhaar, Holzwolle oder Stroh. Wenn das Bett keinen Lattenrost, sondern einen festen Boden hat, kann als Unterlage auch eine mehrfach zusammengelegte Wolldecke genommen werden. Ein Kopfkissen ist für den Säugling nicht nötig, sondern sogar ungesund. Als Zudecke eignet sich eine in einen Überzug eingezogene Wolldekke. Für die kalte Jahreszeit ist ein Bett mit reiner Schurwollfüllung zu empfehlen. Es eignet sich aber auch ein kleines, leichtes Federbett. Das Deckbett darf nie so dick sein, daß das Kind schwitzt oder die Zudecke nicht abstrampeln kann (Erstickungsgefahr).

Windelhöschen aus Schafwolle als Ersatz für Gummihosen und Höschenwindeln

Unbehandelte Schafwolle ist ein echter *Temperaturregler.* Selbst bei hohen Temperaturen tritt kein Wärmestau auf, da Hautatmung und Ausdünstung durch die natürliche, atmungsaktive Faser bestens geregelt werden.

Schafwolle kann sehr stark Feuchtigkeit aufnehmen, ohne sich feucht anzufühlen, nach P.J. Lehmann »Die Kleidung – unsere zweite Haut«, durchschnittlich 35 % bei 100%iger Luftfeuchte in der Umgebung. Es kommt trotz der Feuchtigkeit am Körper nicht zu einem Kältegefühl.

Wolle riecht nicht, weil sie Ausscheidungen aufnimmt und neutralisiert. Waschen Sie die Windelhosen aus Wolle nur, wenn sie richtig beschmutzt sind. Sonst genügt Trocknen im warmen Raum oder Lüften an der frischen Luft. Empfehlenswert ist es, gleich 3 bis 4 Windelhöschen zu stricken. Dann brauchen Sie im Notfall nicht auf Fertigwindeln oder Gummihosen zurückzugreifen. Die Materialkosten für ein Höschen betragen DM 5,00 bis DM 6,00.

Ausführung für Einheitsgröße:

Material: reine Schafwolle, unbehandelt.

Nadeln: Nr. 2 und 2 1/2.

Grundmuster: Hin- und Rückreihen rechts, Bündchen 1 re, 1 li.

60 Maschen mit Nadeln Nr. 2 anschlagen und 2 cm 1 re, 1 li stricken. Mit Nadeln Nr. 2 1/2 im Grundmuster weiterarbeiten.

In 11 cm Höhe ab Bündchen beidseitig jede 2. Reihe 5 x 2 Maschen und 11 x 1 M. abketten. Es bleiben 18 Maschen.

In 19 cm Höhe ab Bündchen beidseitig jede 2. Reihe 10 x 1 M., 2 x 2 M. und jede 4. Reihe 1 x 3 M. und 1 x 4 M. zunehmen = 60 Maschen. Gerade hochstricken.

In 38 cm Höhe ab Bündchen 2 cm Rippen 1 re, 1 li mit Nadeln Nr. 2 stricken, dann locker abketten.

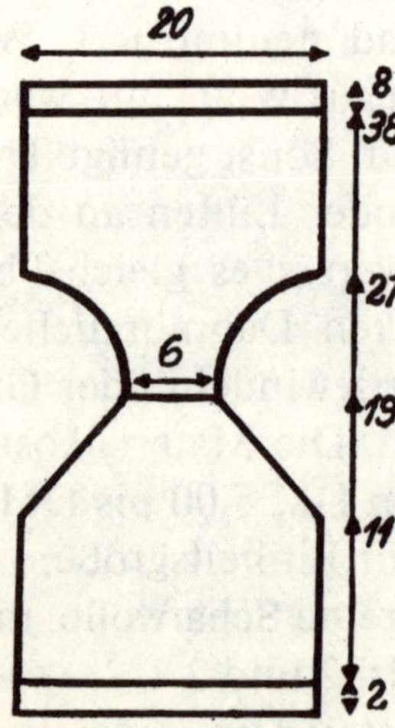

Beinblenden: 78 Maschen mit Nadeln Nr. 2 anschlagen und 3 – 4 cm Rippen 1 re, 1 li stricken.

Fertigstellung: Seitennähte schließen und Beinblenden Masche um Masche auf der rechten Seite annähen. Wenn erforderlich, dünnes Gummiband oder dünne Wollkordel in Bündchen einziehen. Die Beinblenden können auch direkt mit einem Nadelspiel angestrickt werden. Die Länge kann mehr oder weniger wie angegeben ausfallen.

So unkompliziert wuchs mein Kind auf

Dagmar L. berichtet aus der Praxis:

Ich habe zwei Kinder. Ein Mädchen von 5 Jahren und einen Jungen von 14 Monaten.

Das Mädchen habe ich teilweise gestillt, dann mit Kunstmilch aufgezogen. Es war immer sehr anfällig. Mit 6 Wochen hatte das Kind einen hartnäckigen, schlimmen Husten, der monatelang anhielt. Aus Angst und Unsicherheit habe ich ihr später die übliche Kost gegeben, ohne Frischkost. Meine Tochter war immer verstopft.

Als der Junge geboren war, habe ich ihn sofort im Kreißsaal angelegt. Am Tage hatte ich ihn bei mir in meinem Zimmer. Nachts wurde er herausgeholt. Darüber war ich doch ganz froh, denn nach der Geburt war ich ziemlich erschöpft und schlapp. Die Schwestern sagten mir immer, er habe durchgeschlafen. Aber vermutlich wurde er nachts doch gefüttert, wenn er schrie.

Am Tage habe ich dann alles so gemacht, wie ich es für richtig hielt. Ich habe ihn immer dann angelegt, wenn er sich meldete. Manchmal war das stündlich. Nach 12 Tagen ging ich nach Hause. Auch zu Hause stillte ich ihn, wenn er sich meldete. Dadurch hatte ich immer ein ruhiges Kind. Durchschnittlich bekam er 3 bis 4-stündlich die Brust. Tag und Nacht. Als Anstrengung habe ich das nie empfunden.

Nachts nahm ich ihn beim Stillen in mein Bett. Meistens schliefen wir beide dabei ein. Bis zum 6. Monat habe ich den Jungen voll gestillt und überhaupt nichts zugefüttert. Mit 6 Monaten bekam er die erste feste Kost – den Frischkornbrei und Salate.

Ich pürierte für ihn kleine Portionen im Mixer. Er probierte ein paar Löffel voll und bekam danach die Brust. Genauso probierte er mittags und abends von unserer Frischkost.

Ich habe nie Extramahlzeiten für das Kind gemacht. Er erhielt immer von unserer Vollwertkost kleine Mengen.

In der Zeit wurde er zum Beispiel

Morgens: Gestillt

Mittags: Frischkost, danach gestillt

Nachmittags: Apfel, Banane o.ä. fein gerieben

Abends: Frischkost, danach gestillt
Nachts: 2 bis 3 mal gestillt.

In der Zeit begann ich auch wieder mit Sport, d.h. Tennis zu spielen.

Im 7./8. Monat bekam er die ersten Zähne. Es machte ihm Spaß, auf einem Apfel herumzukauen. Anfangs gab ich ihm den Apfel ungeschält. Aber er verschluckte sich an den Schalen, und so habe ich die Äpfel in der Übergangszeit abgeschält.

Ich wurde wieder berufstätig für einige Monate, allerdings nicht den ganzen Tag, sondern vormittags.

Mit 9 Monaten trank Justus aus der Tasse. Jetzt gab ich ihm abends zum ersten Mal die Flasche. Die Gewöhnung dauerte vier Tage. Um 18.00 Uhr hatte ich ihn nach dem Abendessen gestillt. Um 22.00 Uhr bekam er die Flasche. Wenn er sich nachts meldete, gab ich ihm die Brust.

Jetzt ist er 14 Monate alt. Vor 14 Tagen habe ich endgültig abgestillt. Er ißt alles, was für die Familie zubereitet wird. Anfangs spuckte er gekochte Nahrung aus. Jetzt ißt er gelegentlich gekochtes Gemüse, Kartoffeln. Am besten schmeckt ihm aber nach wie vor Frischkost. Die Flasche trinkt er abends gegen 22.00 Uhr.

Ich mahle dafür Hafer oder Gerste mehlfein, weiche es mit Wasser 6 Stunden ein und fülle zur Mahlzeit rohe Kuhmilch auf. Dann stelle ich die Flasche ins Wasserbad, bis die Milch trinkwarm ist. Anfangs habe ich mehr Wasser als Milch genommen. Inzwischen gebe ich überwiegend Milch in die Flasche. Abgemessen habe ich die Zutaten für die Flasche nie.

Ich habe mein zweites Kind - im Gegensatz zum ersten - auch niemals gewogen. Ich besitze gar keine Babywaage und wollte auch von der besorgten Verwandtschaft keine geschenkt bekommen. Der Junge war fidel, hat gelacht und sah gesund aus. Das genügte mir! Schwierigkeiten mit dem Stuhlgang gab es beim zweiten Kind von Anfang an nicht. Er ist bisher auch nicht ernsthaft erkrankt.

Schlußwort

Der Bericht aus dem SPIEGEL Nr. 12/82, Seite 108, “Leiche Fehlt” und der Bericht “Wie geb ich's meinem Kinde?” aus dem Umweltmagazin NATUR Nr. 5/82, Seite 104 nimmt die Hersteller von Babynahrung, Fertigwindeln, Saugern, Kaltsterilisierbädern und anderen gängigen Artikeln unter die Lupe.

Es wurde sorgfältig recherchiert. Auch hier kamen die Journalisten zu dem Schluß: Der Ruf nach Umweltschutz gehört nicht mehr unter *ferner liefen,* denn es geht um Überlebensvorsorge für die kommenden Generationen.

Wenn z.B. Hersteller von Babynahrung aus dem Glas den Anschein erwecken, als sei diese Nahrung rückstandsfrei, obwohl die Werte oftmals nur knapp unter der Risikogrenze liegen, wenn Kaltsterilisierbäder angepriesen werden dürfen, ohne darauf hinzuweisen, daß Stoffe vom Säugling mitgetrunken werden, die im Verdacht stehen, Krebs hervorzurufen, wenn Kindertees als *durststillend* und *erfrischend* angeboten werden, obwohl sie 94 - 96 % Fabrikzucker enthalten - das gleiche gilt für unzählige andere sogenannte *kinderfreundliche* Produkte, die angeblich unentbehrlich sind -, dann sollte sich wirklich jeder einzelne so engagieren, daß er Bewegung in das Denken der breiten Masse bringt, um unseren Kindern eine Chance für gesundes Heranwachsen zu geben.

Mit diesem Buchteil will ich Ihnen Mut machen, das gesunde Leben, das Ihnen geschenkt wurde, auch gesund zu erhalten.

Auf dem Ernährungssektor ist die Gesundheit nur garantiert, wenn wir die Ordnung der Nahrung wieder erlernen, den natürlichen Lebensmitteln den Vorrang geben.

Manche bequeme (aber oftmals falsche) Gewohnheit muß aufgegeben werden, denn der Erfolg liegt nicht in der Halbheit, sondern in der Konsequenz der Durchführung. Es lohnt sich aber, diesen Versuch zu machen!

Wir sprechen im Gebet, daß wir an den Schöpfer des Himmels und der Erde glauben, der uns seit Jahrtausenden auch mit der richtigen Nahrung versorgt.

Die von der Schöpfung vorgesehene Nahrung ist so vollkommen, daß keine Industrie der Welt sie besser machen kann, sondern höchstens nach selbsterrechneten Laborwerten und durch tägliche Werbung den verfälschten Geschmacksgewohnheiten der Verbraucher entsprechend verändern kann.

Ist es nicht eine Mißachtung der Naturgesetze und eine Anklage an die Schöpfung, wenn wir systematisch die Grundnahrungsmittel denaturieren und zerstören und das oftmals auch noch *veredeln* nennen?

Gerade der Jugend gegenüber haben wir Eltern auf diesem Gebiet Aufgabe und Verpflichtung.

Helfen Sie mit, indem Sie Ihrem Kind die Chance geben, gesund aufzuwachsen, denn das Gesundbleiben ist leichter und nicht so mühsam und kostspielig wie das Gesundwerden.

Rezepte für die ganze Familie

Zum Kennenlernen der Vollwertkost finden Sie in diesem Teil einige Rezepte für die ganze Familie. Für das Kleinkind wird noch nicht, für das ältere Kleinkind (ab 1 Jahr) nur milde gewürzt. Der erwachsene Rest der Familie darf ab und zu schon mal kräftiger in den Gewürztopf greifen.

Kochsalz wird auf keinen Fall verwendet. Es ist kein Gewürz, sondern eine Belastung für den Organismus. Aber auch Kräutersalz und Vollmeersalz verwenden Sie sparsam. Die Lebensmittel enthalten natürliche Salze. Bei Übergewicht, Herz- und Kreislauferkrankungen, Nierenschäden, Bluthochdruck sollten Sie es ganz aus dem Speiseplan streichen!

Als **Öle** sollten grundsätzlich nur kaltgepreßte Öle verwendet werden. Für die meisten Salate ist ein neutral schmeckendes Öl zu nehmen, es sei denn, in den Rezepten wurde ein besonderes Öl genannt. Neutral schmeckend sind z.B. Sonnenblumenöl, Maiskeimöl oder auch Distelöl. Die Öle werden öfter gewechselt, um auch dabei die Vitalstoffe möglichst vieler Sorten auszunutzen.

Das **Waschen** der Gemüsesorten ist kein Einweichen, sondern wird am besten ganz kurz unter fließendem Wasser vorgenommen. Das Gemüse wird vor dem Zerkleinern gewaschen.

Schälen von Obst und Gemüse entfernt keine Schadstoffe, sondern wichtige Vitalstoffe. Nur bei wenigen Sorten ist die Schale ungenießbar. Also Gurke, Apfel, Mohrrübe, Rettich z.B. immer mit Schale verzehren.

Vitamin A und Mohrrüben. Immer wieder wird die Auffassung vertreten, Mohrrüben müßten mit Fett angerichtet werden, damit das Provitamin A in Vitamin A umgewandelt werden kann. Die Umwandlung erfolgt nicht auf dem Teller, sondern in unserem Körper. Es spielt keine Rolle, zu welchem Zeitpunkt Fett gegessen wird. Wichtig ist, daß überhaupt naturbelassene Fette verzehrt werden. Also: Wenn Sie Appetit darauf haben, kann die Mohrrübe pur geknabbert werden.

Die Mengenangaben bei den Rezepten sind in der Regel für 4 Personen gedacht. Als Abkürzungen bedeuten TL = Teelöffel, EL = Eßlöffel und MS = Messerspitze.

Nicht alle Gewürze sind in allen Geschäften vorrätig. Zum Beispiel erhalten Sie gekörnte Brühe, Brühwürfel auf pflanzlicher Basis, Hefeflokken, Vanillegewürz u.ä. nur im Reformhaus oder Naturkostladen.

Rezepte für das Kleinkind

Wenn Sie für Ihr Kind den *Frischkornbrei* getrennt vom Familienmüsli zubereiten, empfiehlt sich folgende Zusammenstellung:

20 – 25 g Getreide
1 kleiner Apfel
1 TL Sahne
1 TL fein gemahlene Nüsse
1/2 TL Zitronensaft

Das Getreide wird fein geschrotet und 5 – 8 Stunden mit Wasser eingeweicht. Es sollte nicht weniger als 5, jedoch nicht länger als 12 Stunden eingeweicht stehen. Die Schüssel wird mit einem Teller oder Tuch bedeckt.

Nach der Quellzeit fein geriebenen Apfel, Sahne, Nüsse und Zitronensaft mit dem Getreidebrei verrühren.

Wie beim Frischkornbrei für Erwachsene können die Getreidesorten gewechselt werden . Auch das Obst sollte abwechslungsreich dazugegeben werden.
Hier noch einige Anregungen:

20 – 25 g Hafer
1/2 Birne

1/2 Apfel
1 TL gemahlene Sonnenblumenkerne
1 TL Sahne

20 – 25 g Weizen und Roggen gemischt
1/2 Banane
1/2 Apfel
1 – 2 TL Sahne
1/2 TL Zitronensaft

20 – 25 g Gerste, Weizen und Roggen
1/2 Scheibe frische Ananas
1/2 Apfel
1 TL Sahne
1 TL gemahlene Walnüsse

20 – 25 g Weizen
1/2 Apfel
1/2 Orange
1 – 2 TL Sahne

20 – 25 g Weizen
1/2 Apfel
1 EL Himbeeren
1 – 2 Erdbeeren
1 – 2 TL Sahne

Die Zubereitung erfolgt wie vorher beschrieben. Die Portionen werden dem Appetit des Kindes angepaßt und dem Alter entsprechend püriert oder zerkleinert.

Salate für das Kleinkind

Die ersten Probehappen werden schlicht und ohne Gewürz zubereitet:

Zum Beispiel:

1 Stückchen Mohrrübe auf der Glasreibe reiben oder im Mixer zerkleinern.

Nach einigen Tagen:

1 Stückchen Banane schaumig schlagen, dazu
1 Stückchen Mohrrübe fein reiben.

Später:

1/3 Banane
1 kleine Mohrrübe

oder

1/2 Apfel
1 Tomate (Haut abziehen, Tomate passieren)

1 kleine Mohrrübe
1/4 Kohlrabi

1/4 Rote Beete
1/2 Apfel

Sobald eine Flaschenmahlzeit gänzlich durch Frischkost ersetzt ist, geben Sie an den Salat 1 TL kaltgepreßtes Öl.

Mit zunehmendem Alter probiert das Kind dann auch von der Frischkost, die für die Familie zubereitet wird, jedoch unter Verzicht auf scharfe Gewürze!

Warme Mahlzeiten für das Kleinkind

Der Speiseplan auf Seite 88 zeigt auf, wann warme Beilagen gegeben werden können. Auch hier verfahren Sie unkompliziert. Eine ungeschälte Kartoffel kochen, pellen, zerdrücken und mit 1 TL Butter vermischen oder 1 – 2 EL Naturreis (in ungesalzenem Wasser gekocht!) werden von der Erwachsenenmahlzeit abgenommen und mit etwas Butter und Kräutern gereicht. Vollkornnudeln sowie andere Getreidegerichte können ebenfalls allmählich in den Speiseplan übernommen werden. Der Vollkornbrei ist im 5. Monat angebracht.
Er wird folgendermaßen zubereitet:

20 – 25 g Weizen
160 g Wasser
2 EL Sahne
1/2 TL Honig

Weizen mehlfein mahlen und in kaltes Wasser

einrühren. Unter Umrühren aufkochen und ausquellen lassen. Dann Sahne und Honig unterziehen.

Dazu kann, wie beim Frischkornbrei, verschiedenes Obst untergerührt werden, z.B. geriebener Apfel, zerdrückte Banane oder zerkleinerte Erdbeeren u.a.

Die Getreidearten wechseln im Laufe der Zeit. Reisbrei, Haferbrei, Hirse- oder Maisbrei schmeckt ebenfalls sehr gut.

Pikante Richtung:

20 - 25 g Getreide
160 g Wasser
1 TL fein geschnittene Kräuter
1 TL Hefeflocken
1 TL Butter
1 TL saure Sahne

Auch hier können verschiedene Kräuter und Gemüsearten sowie wechselnde Getreidesorten Abwechslung bringen.

Frisches Getreide - Frischkornbrei

Frisches Getreide steht bei Vollwertkost an erster Stelle. Damit wird der Bedarf an Vitamin B 1, anderen B-Vitaminen und sonstigen Vitalstoffen gedeckt.

Am besten schmeckt ein Frischkornbrei, den Sie genau so einfach in den Speiseplan einbauen können wie Salate.

Lesen Sie sich das folgende Rezept für ein Frühstück durch. Die Zubereitung dauert nicht länger als Brötchen vom Bäcker holen und Kaffeekochen.

Zubereitung:

Etwa 60 Gramm Getreide, das sind drei gehäufte Eßlöffel pro Person, werden in einer Getreidemühle, einem Mixapparat oder einer alten Kaffeemühle grob geschrotet. Das Mahlen muß jedesmal frisch vor der Zubereitung vorgenommen werden, damit nicht durch langes Lagern wertvolle Stoffe verloren gehen.

Das gemahlene Getreide wird *sofort* mit ungekochtem, kaltem Leitungswasser zu einem Brei verrührt und 5 - 12 Stunden bei Zimmertemperatur stehen gelassen (also abends mahlen und ansetzen für den kommenden Morgen).

Die Wassermenge berechnen Sie so knapp, daß nach der Quellung nichts weggegossen werden muß.

Nach 5 - 12 Stunden geben Sie zum Getreide *frisches* Obst. Einen Apfel sollten Sie allerdings immer unterreiben, da dann der Brei besonders locker und wohlschmeckend wird.

1 - 2 Eßlöffel Sahne pro Person sind wichtig!

1 Teelöffel Zitronensaft und einige geriebene Nüsse.

Gelegentlich kann etwas Honig untergerührt werden. Eine Messerspitze pro Person genügt. Wenn kein frisches Obst vorhanden ist, können Sie *gelegentlich* eingeweichte Trockenfrüchte hinzufügen.

Für den Getreidebrei eignen sich Weizen, Roggen, Hafer oder eine Mischung aus verschiedenen Getreidesorten. Es spielt keine Rolle, zu welcher Tageszeit dieser Brei gegessen wird. Als Frühstück wird er bevorzugt und hält normalerweise bis mittags vor. Wichtig ist, daß er überhaupt gegessen wird.

Gekeimtes Getreide

Um den Frischkornbrei zu essen, benötigen Sie nicht unbedingt Maschinen, Getreidemühlen o.ä. Sie können das Getreide auch keimen lassen. In diesem Fall nehmen Sie keine Mischung, sondern nur eine Getreideart.

Drei gehäufte Eßlöffel Weizen *oder* Roggen werden über Nacht (etwa 12 Stunden) mit ungekochtem Leitungswasser bei Zimmertemperatur eingeweicht. Am Morgen werden die Körner in einem Sieb mit frischem Wasser abgespült. Tagsüber lassen Sie das Getreide ohne Wasserzusatz stehen und bedecken es am besten mit einem feuchten Tuch.

Der Vorgang wird so lange wiederholt, in der Regel drei Tage, bis das Getreide keimt und die Keimlinge ca. zwei Millimeter lang sind. Dann wird es mit frischem Obst und Sahne zum Frischkornbrei verarbeitet (s. vorstehendes Rezept).

Knackige Salate

...in vielfach überraschenden Kombinationen...

Jeden Tag Salate! Uns fehlt einfach etwas, wenn eine Mahlzeit nicht damit beginnt. Da ich berufstätig bin, muß die Zubereitung meistens schnell gehen.

Das Gemüse wasche ich kurz und – wenn nötig – wird es auch geputzt. Dann zerkleinere ich es und richte die einzelnen Sorten für jeden auf einem Teller an. Dazu stelle ich 1 bis 2 Soßen, die ich etwa zweimal in der Woche in größerer Menge zubereite. Sie halten sich, wenn sie im Kühlschrank aufbewahrt werden. Für die Zubereitung der Frischkost brauche ich somit im Schnitt nicht mehr als 10 bis 15 Minuten.

Natürlich gibt es auch mal andere Salatmischungen!

Wer diesen schnellen Tip nachmachen will ... hier zuerst einige Soßenrezepte:

Einfache Essigsoße

4 EL ÖL
2 EL Obstessig
2 EL Wasser
1 MS Kräutersalz oder Vollmeersalz
evtl. 1/2 TL Senf
evtl. 1/2 TL Hefepaste oder 1 TL Hefeflocken,
je nach Geschmack frische Kräuter

Einfache Zitronensoße

4 EL Öl
Saft von 1 Zitrone
3 EL Wasser
1 TL Honig

Senf-Dip

1/4 ltr. süße Sahne steif schlagen
3 EL mittelscharfer Senf

1 MS Kräutersalz
1 MS frisch gemahlener Pfeffer

Dill-Joghurt-Soße
2 Becher Joghurt
1 Eigelb - hart gekocht
1 EL Zitronensaft
2 Bund Dill, fein geschnitten
1 - 2 TL Senf
1/2 TL Kräutersalz
1 TL Honig
1 Prise Cayennepfeffer

Zwiebelsoße
3 EL Olivenöl
2 EL Obstessig
1 kleine Zwiebel, fein schneiden oder durch Presse geben
1 TL Honig
1 TL Senf
1 gestr. TL Paprika - edelsüß
1/2 TL Kräutersalz
1/4 TL gem. Pfeffer

Grüne Soße
6 EL Öl
4 EL Obstessig
1 Knoblauchzehe pressen

etwas Vollmeersalz und Pfeffer
evtl. 1 Prise Cayennepfeffer
1 Bund Petersilie
1 Bund Schnittlauch
1 Bund Dill
1 Kästchen Kresse

Kräutersoße

2 Becher saure Sahne
1 EL Leinöl und 3 EL Sonnenblumenöl
1 EL Obstessig
3 EL pflanzl. Brühe
1 MS Kräutersalz
Senf
Hefeflocken oder
Hefepaste nach Geschmack
1/2 TL Honig
Sehr viel fein gehackte Kräuter: Kerbel, Kresse, Estragon, Sauerampfer u.a.m.

Bulgarischer Gurkensalat

1 – 2 Salatgurken

Soße:

2 Becher Joghurt oder saure Sahne
3 – 4 EL Öl
Saft von 1/2 Zitrone
1 Zwiebel fein schneiden
1 Knoblauchzehe

1 gestr. TL Kräutersalz
2 MS frisch gem. Pfeffer
1 Bund Petersilie und Dill

Knoblauchzehe zerdrücken und in Öl geben. Danach alle anderen Soßenzutaten unterrühren. Salatgurke ungeschält fein schneiden oder hobeln und sofort in fertige Soße geben. Zum Schluß fein gehackte Kräuter unterrühren.

Chicorée in Curry

4 Stauden Chicorée
2 säuerliche Äpfel
1 – 2 Bananen

Soße:

2 Becher Joghurt, saure Sahne, Sanoghurt o.ä.
1 – 2 TL Zitronensaft
1/2 Knoblauchzehe, frisch gepreßt
3 – 4 EL Öl (davon, nach Geschmack,
1 EL frisches Leinöl)
1/2 TL Hefepaste oder
1 EL Hefeflocken
1/2 TL Curry
1 MS Kräutersalz

Chicorée wie o.a. putzen und schneiden, Äpfel würfeln, Bananen schaumig schlagen oder ebenfalls klein schneiden. Alles in vorbereitete

Soße geben. Eventuell mit süßer Sahne abrunden.

Endiviensalat

1 Kopf Endiviensalat

Soße:

4 EL Öl
3 EL Obstessig
1 EL Senf
3 EL pflanzl. Brühe
1 MS Kräutersalz
1 Prise Cayennepfeffer! (sehr scharf!)
evtl. 3 EL Wasser

Endiviensalat waschen und in feine Streifen schneiden. Sofort mit Soße mischen.

Nach Geschmack können 100 g grob gehackte Walnußkerne untergemischt werden.

Endiviensalat läßt sich gut mit anderen Gemüsesorten kombinieren, z.B. Mohrrüben, Tomaten, Radieschen, Gurken ...

Feldsalat

250 g Feldsalat

Soße:

5 EL Öl
2 EL Obstessig
1 Knoblauchzehe

1 TL geriebener Meerrettich
1/2 TL Honig
1 MS Vollmeersalz

Feldsalat waschen, putzen und in vorbereitete Soße geben.

Fenchelsalat
2 Fenchelknollen
2 Äpfel
2 Orangen
Soße:
4 EL Öl
2 EL Zitronensaft
1 MS Vollmeersalz
1 MS weißer Pfeffer
1/2 TL Honig

oder:
1 Joghurt oder 1 Becher saure Sahne
4 EL Öl
Saft von 1/2 Zitrone
1 TL Honig
1 MS Vollmeersalz
1 MS frisch gem. schwarzer Pfeffer

Fenchel waschen, halbieren, Strunk entfernen, fein hobeln. Apfelsinen und Äpfel würfeln, alles in vorbereitete Soße geben.

Rettichsalat

2 dicke Rettiche (schwarz oder weiß)

Soße:

4 EL Öl
1 EL Obstessig
1 MS frisch gem. Pfeffer
1/4 TL Kräutersalz
evtl. 1 EL Zitronensaft

Rettich unter fließendem Wasser sauber bürsten, nicht schälen. Grob raffeln oder in feine Scheiben schneiden. Sofort in Soße geben.

Zur Verzierung rote Paprikaschote würfeln, Petersilie fein schneiden und Salat damit garnieren.

Rote Bete-Salat

2 Rote Bete
3 säuerliche Äpfel
Saft von 1/2 Zitrone
3 EL Öl
2 EL saure Sahne
3 EL gerieb. Haselnüsse

Rote Bete waschen, bürsten, grobe Teile am Blattansatz abschneiden, dann fein reiben und mit den grob oder fein geraffelten Äpfeln mischen. Öl und Zitronensaft unterrühren, evtl. mit saurer Sahne und geriebenen Haselnüssen abrunden.

Pikante Richtung: Mit Kümmel, Zwiebeln, Zitronensaft und 1 MS Kräutersalz abschmekken. Oder unter Verzicht auf Zwiebeln und Kümmel mengt man ein frisch geriebenes Stückchen Meerrettich mit 2 EL süßer Sahne unter.

Selleriesalat

1 große Sellerieknolle
1 großer Apfel
1/2 frische Ananas
4 EL grob gehackte Walnüsse
Saft von 1/2 Zitrone
1/8 ltr. Sahne

Sellerie waschen, bürsten, grobe Teile abschneiden. Dann fein raffeln, sofort mit Zitronensaft beträufeln. Ananas und Apfel würfeln, mit Sellerie vermengen. Sahne steif schlagen und mit den Nüssen unter den Salat ziehen. Mit Walnußhälften garnieren.

Spinatsalat

250 g Spinat
Soße:

1 Becher Joghurt
1 Becher saure Sahne
1 EL Zitronensaft
2 – 3 EL Öl
1 kleine Zwiebel, fein geschnitten
1/2 TL Honig
1/4 TL Kräutersalz

Alle Zutaten wie üblich verrühren. Spinat waschen, putzen, grob zerpflücken und sofort unter fertige Soße heben. Mit Tomatenvierteln oder Radieschen garnieren.

Bunter Salat
Blumenkohl
Radieschen
Kohlrabi
Paprika
frische Champignons
Soße:
5 EL Olivenöl oder neutral schmeckendes Öl
1 Zwiebel, fein geschnitten
5 EL Obstessig
3 – 4 EL Wasser
1/2 TL Vollmeersalz
1 MS frisch gem. Pfeffer
frische Kräuter, fein geschnitten

Gemüse waschen, putzen und dem Geschmack und Kauvermögen entsprechend zerkleinern. Sofort mit vorbereiteter Soße vermischen.

Warme Gerichte

Immer wieder werde ich nach der Zusammenstellung der warmen Mahlzeiten gefragt. Da herrscht oft Ratlosigkeit.

Machen Sie es sich nicht so schwer. Tauschen Sie lediglich einige wertlose Dinge gegen vollwertige aus, z.B. Margarine und Bratfett gegen Butter und kaltgepreßte Öle, Auszugsmehl gegen Vollkornmehl.

War für Ihre Familie Kotelett, gemischtes Gemüse und Salzkartoffeln ein Lieblingsessen, dann sollten Sie es ihr nicht sofort abgewöhnen.

Ändern Sie die Mahlzeit wie folgt:

Zuerst gibt es einen Salat vorweg (s. Vorschläge), die üblichen Salzkartoffeln ersetzen Sie durch Pellkartoffeln, die in Kräuterbutter geschwenkt werden. Das gemischte Gemüse richten Sie mit zerlassener Butter an. Sind Sie eine Gemüsesoße gewohnt, bereiten Sie diese mit Vollkornmehl zu, anstatt mit Weißmehl.

Das Fett wird niemals mitgekocht, sondern erst nach dem Kochen zugegeben.

Das Gemüse ist nicht länger Beilage, sondern

Hauptgang und kann als Gemüseplatte sehr schmackhaft und dekorativ angerichtet werden. Das Fleisch ist für den, der nicht darauf verzichten will, somit zur gelegentlichen Beilage geworden.

Apfelpfannkuchen

250 g Weizenvollkornmehl
2 – 3 Eier
1/2 ltr. Milch (oder Sahne/Wasser halb und halb gemischt)
3 Äpfel
1/2 TL Vollmeersalz

Eigelb, Salz und Milch verquirlen, Mehl unterrühren. Eiweiß steif schlagen und unterheben. Äpfel mit der Schale grob raspeln oder in dünne Scheiben schneiden und unter den Teig ziehen. In wenig Öl in der Pfanne goldgelb backen. Dazu Obstsalat aus Äpfeln, Birnen, Bananen oder rohes Apfelmus.

Apfelmus

4 große Äpfel
4 TL Zitronensaft
1/4 TL Vanillegewürz

Äpfel mit Schale fein reiben, sofort Zitronensaft unterrühren und mit Vanille abschmecken. Sind die Äpfel sehr sauer, mit Honig süßen oder schaumig geschlagene Bananen unterziehen.

Nußküchle

200 g alte Vollkornbrötchen oder altes Vollkornbrot
150 g Käse (Gouda, Emmentaler o.ä.)
100 g Haselnüsse
2 Zwiebeln

Alle Zutaten durch den Fleischwolf drehen. 1 TL gekörnte Brühe oder 1/2 Brühwürfel in 1/2 Tasse warmem Wasser auflösen und mit der Masse verkneten. Es kann zusätzlich mit 2 - 3 EL frisch gehackter Petersilie gewürzt werden. Kleine Frikadellen formen und in wenig Fett backen.

oder:

Teig in gebutterte Auflaufform drücken, mit nassen Händen glattstreichen, mit grob geriebenem Käse bestreuen und 20 - 30 Minuten bei Mittelhitze backen.

Pizza

500 g Weizenvollkornmehl
1 TL Vollmeersalz
1 Würfel Hefe oder

1 Päckchen Trockenhefe
250 g kaltes Wasser
3 EL kaltgepreßtes Sonnenblumenöl

Trockenhefe und Mehl mischen, (frische Hefe in etwas Wasser auflösen). Danach Wasser, Öl und Vollmeersalz dazugeben und alles intensiv zu einem geschmeidigen Teig verarbeiten. Den Teig sofort nach dem Kneten auf ein gefettetes Blech streichen – am besten mit nassen Händen – und je nach Geschmack mit folgenden Zutaten belegen:

Tomatenmark dünn aufstreichen
Kapern
Champignons
Spargel
Zwiebeln
Paprika
Tomaten
Gewürzgurken
Mais oder andere Gemüsesorten.

Mit Kräutersalz, Oregano, Majoran bestreuen. Reichlich mit gewürfeltem Käse (Gouda, Edamer, Emmentaler) belegen und ca. 25 Minuten im vorgeheizten Ofen bei 200 – 250 Grad backen.

Jutta's Reissalat

300 g Langkornreis (Naturreis)
1/2 Salatgurke
6 – 8 Tomaten
10 – 15 Radieschen
2 EL Schnittlauch
1/4 ltr. saure Sahne
2 EL Zitronensaft
Vollmeersalz und Pfeffer
250 g Liptauer oder anderen Frischkäse

Reis wie üblich garen. Käse mit Sahne, Zitronensaft, Salz und Pfeffer verrühren, mit dem ausgekühlten Reis mischen. In gut verschlossenem Gefäß einige Stunden stehen lassen. Kurz vor dem Servieren gehobelte Gurke, in Scheiben oder Viertel geschnittene Tomaten, geviertelte Radieschen und Schnittlauchringe untermischen.

Kartoffelauflauf, ungarisch

1 kg Kartoffeln
250 g Tomaten
3 Paprikaschoten rot oder grün
200 g Gouda
1/4 ltr. Sahne
2 EL Butter
Pfeffer, Kräutersalz, Paprika – edelsüß

Kartoffeln mit der Schale sauber bürsten und in dünne Scheiben schneiden. Tomaten in Scheiben, Paprika in Streifen schneiden. Käse würfeln. Auflaufform fetten. Kartoffelscheiben salzen und pfeffern, die Hälfte in die Form füllen, dann eine Schicht Tomaten, Paprika und Käse. Mit Kartoffeln abschließen. Sahne mit Kräutersalz, Pfeffer und Paprika würzen und über den Auflauf gießen. Butterflöckchen aufsetzen, mit geriebenem Käse bestreuen. 50 - 60 Minuten bei 180 - 200 Grad backen. Nach Belieben können 1 - 2 Eier verquirlt über den fertigen Auflauf gegeben werden. Dann nochmals 5 Min. nachbacken.

...und als Nachtisch Eis!

1/4 ltr. Sahne
70 g Honig
Vanillegewürz nach Geschmack
2 Eier, getrennt

Sahne fast steif schlagen, dann Honig, Vanille und Eigelb zugeben, weiter schlagen, bis die Masse fest ist. Steifgeschlagenes Eiweiß unterheben. Ca. 2 Stunden ins Gefrierfach stellen.
Abwandlungen:
Sie können die Sahne mit rohen Früchten oder Zitronensaft mischen. Das Vanilleeis schmeckt auch sehr gut, wenn es mit heißen

Himbeeren oder heißen Sauerkirschen serviert wird.

Backen mit Vollkornmehl

Bis hier haben Sie nun einige Neuigkeiten kennengelernt und ausprobiert.

Wenn Ihnen die vorgeschlagenen frischen Salate und die warmen Mahlzeiten geschmeckt haben, sollten Sie auch das Backen mit Vollkornmehl ausprobieren.

Hier werden Sie vielleicht die stärkste Veränderung feststellen. Vollkorngebäck schmeckt aber so vorzüglich, daß Ihre Backversuche schnell voll akzeptiert werden und Ihnen den Mut zum Neuen geben!

Beginnen Sie doch mit einer

Biskuit-Roulade

4 – 5 Eigelb
125 g Honig
3 EL warmes Wasser
175 g Weizenvollkornmehl
1 gestr. TL Backpulver

Eigelb und Honig mit Handmixer oder Küchenmaschine rühren, Wasser eßlöffelweise zugeben. So lange rühren, bis die Masse sehr schaumig ist. Schnitt mit dem Küchenmesser sollte zu sehen sein! Zum Schluß Eischnee und Mehl abwechselnd leicht unterheben. Das Backpulver erst in das letzte Drittel des Mehls geben.

Backblech fetten und mit Pergamentpapier auslegen, das ebenfalls eingefettet wird.

Die schaumige Teigmasse gleichmäßig auftragen und in dem auf 200 Grad vorgeheizten Backofen 12 - 15 Minuten hellgelb backen.

Sofort auf ein Geschirrtuch stürzen. Das Pergamentpapier sofort abziehen. Die Biskuitplatte mit dem Tuch aufrollen und ca. 2 Stunden auskühlen lassen.

Füllung:

1/4 ltr. Sahne schlagen. Bevor die Sahne ganz steif ist, etwa 80 g Honig dazugeben. Frische Früchte (Erdbeeren, Himbeeren o.ä.) zerkleinern und unter die steife Sahne mischen. Die ausgekühlte Roulade auseinanderrollen, mit der Füllung bestreichen, wieder zusammenrollen und *gut gekühlt* servieren!

Wenn es ganz schnell gehen soll, rollen Sie die Biskuitplatte nicht auf. Nachdem sie abgekühlt ist, in vier gleichmäßige Streifen schneiden. Diese Stücke werden geschichtet, zwischen jede Lage wird die o.g. Füllung gestrichen. Die fertige Torte rundherum mit Schlagsahne bestreichen – notfalls nochmals 1/8 ltr. zusätzlich steif schlagen – und mit Früchten, Mandelsplittern, gerösteten, fein gemahlenen Haselnüssen o.ä. verzieren.

Bananen-Kokos-Torte

250 g Weizenvollkornmehl
80 g Honig
1 Ei
1 Prise Vollmeersalz
1 MS Delifrut oder Zimt/Vanillegewürz
1 gestr. TL Backpulver
70 g Butter

Belag:

3 Pfund Bananen
1 Zitrone
2 Eiweiß
50 g Honig
125 g Kokosraspeln
100 - 200 g Himbeeren

Das Vollkornmehl mit allen Zutaten zu einem Mürbeteig verkneten. 30 Minuten ruhen lassen. Im vorgeheizten Ofen bei 200 Grad ca. 20 Minuten vorbacken. Bananen schälen und in ca. 3 cm lange Stücke schneiden. Mit Zitronensaft beträufeln, dicht nebeneinander auf den Tortenboden stellen. Himbeeren zwischen den Bananenstücken verteilen. Eiweiß steif schlagen, den Honig zum Schluß zugeben. Kokosraspeln unter die

Eiweißmasse heben und auf die Bananen streichen. Nochmals im Backofen bei 200 Grad ca. 10 Minuten hellbraun abbacken.

Bienenstich

200 g Butter
1 Ei
1 – 2 EL Honig
Prise Salz
500 g Weizenvollkornmehl
40 g Hefe oder 1 Päckchen Trockenhefe
evtl. 1/2 Tasse Milch

Aus diesen Zutaten einen Hefeteig bereiten – die zerlassene Butter zuletzt untermengen. Der Teig braucht nicht zu gehen, kann sofort verwendet werden. Blech fetten, Teig ausrollen.

Belag:
200 g Honig
250 g Mandeln
125 g Butter
6 EL Sahne
Vanillegewürz
6 – 10 bittere Mandeln, gerieben

Butter mit gehackten Mandeln und Honig *vorsichtig* anbräunen. Sahne dazugeben, ca. 5 Minuten kochen lassen. Vanille und bittere Mandeln dazugeben. Abkühlen lassen, dann auf den Teig streichen. Bei 190 Grad 20 - 30 Minuten backen.

Rührteig

für verschiedene Kuchen

150 g Weizenvollkornmehl
100 g Butter
2 Eier
2 gehäufte EL Honig
1 TL Backpulver

Butter, Eier und Honig schaumig rühren. Das mit Backpulver gemischte Mehl unterrühren. Springform fetten, mit geriebenen Haselnüssen oder Semmelmehl ausstreuen. Teig einfüllen und bei 150 - 170 Grad 45 Minuten backen.

Kuchen nach dem Abkühlen aus der Form nehmen. Mit Erdbeeren, Kirschen o.a. Obst belegen und mit Schlagsahne verzieren, die nach Geschmack mit Honig gesüßt wird.

Andere Variation:

Kuchenteig vor dem Backen mit Apfelschnitzen, Rosinen, grob gemahlenen Haselnüssen belegen, mit Zimt bestreuen und mit Honig beträufeln, dann backen. Schmeckt auch vorzüglich, wenn er mit Zwetschgen belegt wird.

Nußecken

500 g Weizenvollkornmehl
1/4 TL Vollmeersalz
2 TL Backpulver
2 Eier
125 g Honig
150 g Butter

Belag:

250 g grob gemahlene Haselnüsse
125 g Butter
150 g Honig
5 EL Sahne
1/2 TL Vanillegewürz

Aus Mehl und restlichen Zutaten einen Knetteig herstellen, 1/2 Stunde ruhen lassen. Die Zutaten für den Belag aufkochen, dann abkühlen lassen. Teig auf gefettetem Blech ausrollen, mit dem Belag bestreichen. 30 Minuten bei 190 Grad backen. Nach dem Abkühlen in Dreiecke schneiden.

Topfkuchen

240 g Butter
200 g Honig
4 Eier
schaumig rühren

300 g Weizenvollkornmehl
2 Tassen Milch
1 Päckchen Backpulver
unterheben.

Die abgeriebene Schale einer Zitrone (unbehandelt) und 1 TL Vanillegewürz runden den Geschmack ab.

Die Hälfte des Teigs kann mit 2 EL Kakao gemischt und schichtweise in eine gefettete Gugelhupfform gefüllt werden. Oder den Kakao weglassen und dafür 125 g Weinbeeren in den Teig rühren.

Wenn die gefettete Form mit geriebenen Haselnüssen oder Semmelbröseln ausgestreut wird, läßt sich der Kuchen besonders gut stürzen.

Backzeit 1 Stunde bei 175 Grad.

Rosinenbrötchen oder Rosinensemmel

800 g Weizenvollkornmehl
1/2 ltr. Milch
2 Päckchen Trockenhefe
oder 60 g Frischhefe
90 g Butter
2 TL Honig oder mehr nach Geschmack
1 leicht geh. TL Vollmeersalz

100 - 200 g Rosinen, ungeschwefelt
1 Ei
etwas Streumehl

Mehl und Trockenhefe mischen. In der warmen Milch Butter und Honig auflösen. Flüssigkeit mit Mehl verrühren. Salz zum Schluß unterkneten. Die Rosinen dazugeben. Den Teig gut schlagen und kneten, bis er sich als Kloß von der Schüssel löst. Die Schüssel und den Teig mit Vollkornmehl bestreuen. 30 - 40 Minuten gehen lassen. Das Teigvolumen hat sich dann ungefähr verdoppelt.

Den Teig auf einer leicht bemehlten Arbeitsfläche nochmals kurz durchkneten, zu einer Rolle formen und in ca. 30 Stücke teilen. Daraus formt man nun verschiedene Gebäcke bzw. Brötchen, legt sie auf ein gefettetes Blech, bestreicht sie mit verquirltem Ei und backt sie bei 225 Grad ca. 20 Minuten im vorgeheizten Ofen, mittlere Schiene.

Die ganze Teigmasse kann nach dem letzten Durchkneten auch zu einem großen Semmel geformt werden, aufs gefettete Blech legen, mit verquirltem Ei bestreichen, 20 Minuten bedeckt gehen lassen. Backzeit etwa 45 Minuten.

Damit er nicht zu dunkel wird, nach 30 Minuten mit Alufolie abdecken und zu Ende backen.

Brötchen

350 g kaltes Wasser
40 g Hefe
15 g Meersalz
600 g Weizenvollkornmehl

Hefe und Vollmeersalz in kaltem Wasser auflösen. Das Vollkornmehl dazugeben und alles 10 – 15 Minuten gründlich kneten. Falls Teig zu fest ist, 1/2 Tasse kaltes Wasser nachgießen.

20 Minuten bedeckt an warmem Ort gehen lassen. Nochmals 5 Minuten gründlich kneten und wieder gehen lassen.

Je nach Größe 15 – 20 Brötchen formen, mit nassen Händen!

Brötchen auf bemehltes Blech setzen und mit Eigelb bestreichen. Ofen auf 220 Grad vorheizen, Blech auf mittlerer Schiene einschieben, sofort auf 250 Grad schalten.

Nach 20 Minuten Backzeit auf 200 Grad zurückschalten und noch 15 Minuten backen.

Um die Brötchen knusprig zu bekommen, flache Schale mit kaltem Wasser in den Backofen stellen und Wrasenabzug verschließen, notfalls mit Alufolie zustopfen, damit Feuchtigkeit im Ofen bleibt.

Jutta's Brötchenrezept für besonders Eilige...

325 g Milch
gut 100 g Butter
450 g Weizenvollkornmehl
50 g Weizenschrot
1 Handvoll geriebene Nüsse
1 TL Vollmeersalz
40 g Frischhefe oder 1 Päckchen Trockenhefe

Mit Handmixer oder Küchenmaschine alle Zutaten so lange kneten, bis sich der Teig von der Schüssel löst.

Sofort mit einem Löffel Häufchen auf's Blech setzen und an warmem Ort bedeckt gehen lassen - ca. 20 - 30 Minuten.

Dann auf mittlerer Schiene 25 - 35 Minuten bei ca. 200 Grad im vorgeheizten Ofen backen.

Einleitung von Dr. med. M. O. Bruker

Beim Säugling fängt es an

Die große Nachfrage nach meinen Büchern, in denen die vielseitigen ernährungsbedingten Zivilisationskrankheiten und die lebensbedingten Erkrankungen dargestellt und Wege zu ihrer Verhütung und Behandlung aufgezeigt sind, bestätigt, wie notwendig es ist, angesichts der unübersehbaren Flut sogenannter Gesundheitsliteratur eine einheitliche klare Linie auf streng wissenschaftlicher Basis aufzuzeigen.

Die bisherigen Bücher waren für die Erwachsenen geschrieben. Wer sich mit diesen Fragen beschäftigt hat, weiß, daß es keine Krankheit ohne Ursachen gibt. Will man gesund bleiben, muß man die Ursachen der Krankheit kennen und sie vermeiden. Gerade bei den ernährungsbedingten Zivilisationskrankheiten hat sich ergeben, daß es ziemlich lange Zeit dauert, meistens Jahrzehnte, bis die Folgen der Fehlernährung sich als Krankheit bemerkbar machen. Diese lange Anlaufzeit berechtigt zu der Schlußfolgerung, daß der Keim für Krankheiten bereits in der Kindheit gelegt wird.

Man kann daher mit der Krankheitsvorbeugung nicht früh genug beginnen. Praktisch bedeutet das, daß vom ersten Tag nach der Geburt an die Richtlinien einer gesund erhaltenden Lebensführung eingehalten werden müssen. Noch besser ist es, wenn die Mutter spätestens in der Schwangerschaft nach diesen Grundsätzen lebt. Deshalb erscheint eine Ergänzung meiner Bücherserie für die Lebensabschnitte des Menschen als Säugling und als Kind notwendig.

Gerade der gesundheitsbewußte Anteil der Bevölkerung ist auf dem Gebiet der Ernährung durch die Vielzahl teilweise sich widersprechender Vorstellungen und Ratschläge stark verunsichert worden, so daß viele sich nicht getrauen, sich intensiver mit Ernährungsfragen zu beschäftigen, obwohl sie es eigentlich für wichtig halten. Ratschläge für eine gesündere Ernährung werden daher oft mit der Bemerkung auf die Seite geschoben: *Die sind sich ja selbst noch nicht einig.* Diese tatsächliche und teilweise nur scheinbare Widersprüchlichkeit auf dem Gebiet der Ernährung - auch auf der *Reformseite* - hat ihrerseits wieder mehrere Gründe. Der wesentlichste liegt darin, daß wir Ärzte an der Universität in Ernährngsfragen so gut wie gar nicht ausgebildet werden. Dieses Versäumnis ist lediglich eine Teilerscheinung der unverständlichen Tatsache, daß die traditionelle Medizin, die sich als angewandte

Naturwissenschaft versteht, die analytischen Methoden zu höchster Perfektion entwickelt, dabei aber die Ursachenforschung sträflich vernachlässigt hat.

Auf dem Gebiet der Krankheitsbehandlung hat dies in die immer deutlicher zutage tretende Sackgasse einer vorwiegend symptomatischen Linderungsbehandlung geführt. Einer perfekten und oft überspitzten Diagnostik entspricht eine Behandlung, die nur die zahlreichen Krankheitserscheinungen mit ebenso zahlreichen symptomunterdrückenden Arzneien und technischen Methoden zu beseitigen und zu lindern versucht. Mit dieser Methode sind aber Heilungen von Krankheiten nicht zu erzielen, da nur die Beseitigung der Ursachen zu einer echten Heilung oder zum Stillstand einer Krankheit führen kann. Noch weniger sind mit diesem System Krankheiten verhütbar.

Da es aber keine Krankheit ohne Ursachen gibt, hat die Vernachlässigung der Ursachenforschung in der Medizin gerade auf dem Ernährungsgebiet zu der katastrophalen Zunahme von Krankheiten und Kranken geführt.

In ganz besonderem Maße ist dies für das Kindesalter von Bedeutung, da die ernährungsbedingten Zivilisationskrankheiten eine lange Anlaufzeit für ihre Entstehung haben. Entscheidend für diese Verhütung von Krankheiten auch der Erwachsenen ist das, was in der Kindheit getan wird. In der Kindheit bereits wird der Grundstein für Krankheit - ebenso natürlich auch für die Gesundheit - gelegt. Dies ist nicht nur deshalb so, weil die Krankheiten so lange Entstehungszeiten haben, sondern auch deshalb, weil Gewohnheiten, die für das spätere Leben entscheidend sein können, in der Kindheit geprägt werden.

Vor allem auf dem Ernährungsgebiet ist es schwer, liebgewordene Gewohnheiten zu ändern. Erwachsene halten gerne an den Eßgewohnheiten fest, die sie als Kind im Elternhaus gelernt haben. Auch deshalb ist es so besonders wichtig, daß schon das Kind an eine gesunderhaltende Ernährung gewöhnt wird. Man kann mit der Schaffung richtiger Gewohnheiten nicht früh genug beginnen, am besten am Tag der Geburt oder noch besser bei der Mutter Jahre vorher, mindestens aber in der Schwangerschaft.

Die Ursachenausklammerung an der Universität hat sogar dazu geführt, daß die Unzahl ernährungsbedingter Zivilisationskrankheiten gar nicht als ernährungsbedingt erkannt werden. Dies hat wiederum zur Folge, daß notgedrungen bereits aufgetretene Krankheitserscheinungen zu *Ursachen* ernannt werden. So wird zum Beispiel der hohe Blutdruck zur *Ursache* von Gefäßkrankheiten und Kreislaufstörungen erklärt, während er doch bereits ein Krankheitszeichen ist, das seinerseits Ursachen haben muß.

Wenn man nicht weiß, daß sie in zivilisatorischer Fehlernährung oder ungewöhnlichen Lebensproblemen liegen, ist es folgerichtig, daß zu Ausreden gegriffen wird und die lästigen Beschwerden (z.B. Kopfschmerzen) mit einem Krankheitssymptom (z.B. hohem Blutdruck) erklärt werden, statt daß auf die Ursachen des erhöhten Druckes hingewiesen wird. Der Patient durchschaut dieses Manöver nicht, was daran erkennbar ist, daß er sich mit dem hohen Blutdruck als *Ursache* seiner Kopfschmerzen zufrieden gibt. Er kann nicht erkennen, daß der hohe Blutdruck gar nicht die Ursache seiner Kopfschmerzen ist, sondern daß bereits sowohl die Kopfschmerzen wie der erhöhte Blutdruck Krankheitssymptome sind, die der Ausdruck einer Krankheit sind, die ihrerseits Ursachen hat.

So gibt es auch keine Alterskrankheiten, d.h. Krankheiten, die *durch* das Alter entstehen, sondern nur Krankheiten, die *im* Alter entstehen, aber durch jahrzehntelange Fehler in der Lebensführung verursacht sind. Die Ursachen von Krankheiten liegen immer in der Vergangenheit und außerhalb des Körpers, etwa in einer jahrzehntelangen Fehlernährung oder einer falschen Lebensbetrachtung, die zu Lebensschwierigkeiten und krankmachenden Handlungen führt.

So führt die Ausklammerung der eigentlichen Krankheitsursachen zu einer Kette von negativen Auswirkungen, an deren Ende die Krankheitslawine steht, der die offizielle medizinische Wissenschaft machtlos und verständnislos gegenübersteht.

Die Vernachlässigung der Ursachenforschung von offizieller Seite rief medizinische Laien auf den Plan, die vor allem auf dem Ernährungsgebiet sich ernsthaft bemühten, auf die Schäden durch industrielle Nahrungsverarbeitung hinzuweisen.

So wurde die Reformbewegung, die sich vorwiegend mit Fragen der Ernährung beschäftigte, von vielen verdienstvollen medizinischen Laien geprägt, während die Ärzte im gläubigen Vertrauen auf die analytische Nahrungsforschung die Einseitigkeit dieser Betrachtungsweise lange nicht erkannten und daher gleichgültig abseits standen. Die wenigen Ärzte, die sich intensiv mit Ernährungsfragen beschäftigten, wurden als *Reformer* wie medizinische Laien abgewertet und als Außenseiter behandelt.

Es liegt in der Natur der Sache, daß in der nichtärztlichen Reformbewegung Einseitigkeiten, Teil- und Halbwahrheiten, Übertreibungen, Sektiererisches und Fanatisches zu beobachten sind, die bei allem Gutgemeinten der im Grunde guten Sache mehr schadeten als nützten. Die einen sahen im Fleisch die Ursache aller Krankheiten, andere in der Harnsäure und einer allgemeinen Übersäuerung oder in zu viel Süßem und Fettem oder zu viel Eiweiß, wieder andere in Unregelmäßigkeiten der Nahrungsaufnahme u.a.m.

Wenn einer zum Beispiel an sich selbst erlebte, daß er nach Zwiebeln Beschwerden bekam, schuf er eine neue Diätform, die durch das Verbot der Zwiebel gekennzeichnet war. So wurden in verschiedenen Diätsystemen die unterschiedlichsten Gebote und Verbote erlassen. Angesichts dieser Vielfalt von Diäten ist es nicht verwunderlich, daß die Bevölkerung der Ansicht ist, daß wirklich nicht mit Sicherheit erkannt sei, was eigentlich richtig ist.

Diese Unsicherheit wurde in den letzten Jahrzehnten noch erheblich verstärkt durch die Informationen der Nahrungsmittelindustrie, die durch geschickte Werbung ihre Produkte als vorteilhaft für die Gesundheit darstellt. In besonderem Maße gilt dies für die Süßwarenindustrie, deren Erzeugnisse maßgeblich an der Entstehung ernährungsbedingter Zivilisationskrankheiten beteiligt sind. Hier liegt eine ganz besonders große Gefahr für die Kinder.

Natürlich ist die breite Bevölkerung überfordert, wenn sie Wahrheit und Werbung unterscheiden soll. Angesichts dieser Situation ist man versucht, die Ratschläge für gesunde Lebensführung und Ernährung – wenn auch etwas übertrieben und vereinfacht – so zusammenzufassen: Macht ab sofort alles genau umgekehrt, als es die Masse macht und wie man es ihr als richtig vorredet.

Es erscheint daher notwendig, auf wissenschaftlicher Grundlage einheitliche Richtlinien zu schaffen, die frei von Subjektivismen und unabhängig von wirtschaftlichen Einflüssen sich auf die Ergebnisse der jüngsten Ernährungsforschung stützen und sich zugleich in einer jahrzehntelangen Erfahrung in Klinik und Praxis bewährt haben.

Für die lawinenartige Ausbreitung der ernährungsbedingten Zivilisationskrankheiten, die auch schon das Kindesalter erfassen, sind aber noch andere Gründe maßgeblich. Ein Grund liegt in der Tatsache, daß der Zusammenhang zwischen Fehlernährung und Krankheit deshalb nur schwer erkennbar ist, weil lange Zeit vergeht, ehe die ersten Krankheitserscheinungen auftreten.

Dieser Zeitfaktor ist mit ein Grund, weshalb

viele Krankheiten, die ihre Ursachen in jahrzehntelanger zivilisatorischer Fehlernährung haben, die erfahrungsgemäß bereits in der Kindheit beginnt, nicht als ernährungsbedingt erkannt sind und daß deshalb auch keine Vorbeugung betrieben wird und die ursächliche Behandlung der Krankheit immer erst sehr spät einsetzt.

Wollen wir daher ernährungsbedingte Zivilisationskrankheiten verhüten, so müssen wir spätestens in der Jugend beginnen, am besten schon bei den Eltern. Besonders wichtig ist die Ernährung der Mutter in der Schwangerschaft, des Säuglings und des Kleinkindes.

Für den, der gewohnt ist in biologischen Zusammenhängen zu denken, ist es selbstverständlich, daß im Prinzip kein Unterschied bestehen kann zwischen der Ernährung des Erwachsenen, des alten und des jungen Menschen. In jedem Lebensalter benötigt der Mensch die Grundnährstoffe (Eiweiß, Fett und Kohlenhydrate) und die biologischen Wirkstoffe für Wachstum, Zellersatz und Energielieferung. Er benötigt das, was als *vitalstoffreiche Vollwertkost* bezeichnet wird. Da in der Jugend die Wachstumsvorgänge im Vordergrund stehen, ist in dieser Zeit der Bedarf an natürlichen Aufbaustoffen besonders groß.

Schon lange drängte mich der Verlag, die Lükke in meiner Buchserie zu schließen. Es fehlte das wichtigste Buch über die Säuglings- und Kinderzeit. Wo aber soll ein vielbeschäftigter Arzt neben Praxis und Krankenhaus die Zeit hernehmen? Es fehlte einfach die Zeit, dieses Buch zu schreiben. Schon die Tätigkeit im Krankenhaus und in der ärztlichen Praxis ist tagfüllend; für die zusätzliche und immer aufwendigere Arbeit im Deutschen Naturheilbund und als Mitarbeiter der Zeitschrift DER NATURARZT muß schon lange ein Teil der Nacht geopfert werden.

Und nun kam nach der Gründung der Gesellschaft für Gesundheitsberatung (GGB) noch die intensive Schulungstätigkeit in den Seminaren dazu. Die außerordentlich große Nachfrage nach der Ausbildung als Gesundheitsberater bestätigte die Annahme, daß entsprechend der starken Zunahme von Krankheiten und kranken Menschen auch ein ebenso großer Bedarf an diesem neuen Beruf entstanden ist.

Dieser neue Beruf hat schon seine Früchte getragen und eine Reihe profilierter Gesundheitsberater hervorgebracht. Eine der ersten Früchte in dieser Entwicklung ist das vorliegende Buch. Ilse Gutjahr, bewährte Dozentin der Gesellschaft für Gesundheitsberatung (GGB), hat die dankenswerte Aufgabe übernommen, die Kapitel über die Ernährung der Mutter in der Schwangerschaft und des Säuglings zu gestalten.

Vorbereitung einer komplikationslosen Geburt in der Schwangerschaft

Die vitalstoffreiche Vollwertkost, wie sie im 1. Teil von Ilse Gutjahr beschrieben wurde, ist der beste Garant für eine komplikationslose Schwangerschaft und Geburt, und die Basis für die Gesundheit des Kindes. Es gab einmal eine Zeit, da bekamen die Frauen 10 und mehr Kinder. Heute gilt eine Familie mit drei Kindern sogar schon gesetzlich als kinderreich.

Mit dieser Veränderung der Gesellschaftsstruktur haben sich auch tiefgreifende Wandlungen im biologischen Ablauf dieser Phasen im Leben der Frau vollzogen, die Schwangerschaft bedeutete ursprünglich die Phase der höchsten Entfaltung, der Blütezeit der Frau. In der belebten Natur des Pflanzen- und Tierreichs ist alles auf die Fortpflanzung angelegt. Für die Sicherung der Arten wird mit einem ungeheuren Aufwand und Überfluß gesorgt. Man denke nur an die Fülle der Samen, von dem nur ein Bruchteil zur Entwicklung kommt. Niemand verbindet mit den zahlreichen Früchten eines Baumes den Gedanken an eine bedrohte Phase in dem Geschehen des Baumes.

Ganz anders verhält es sich heute mit der Schwangerschaft der Frau. Mit fortschreitender Zivilisation, die zu einer ständig weiteren Entfernung von der Natur geführt hat, ist heute die Schwangerschaft der Frau zu einer Gefährdung und Bedrohung der Gesundheit und des Lebens von Mutter und Kind geworden. Bei den im Freien lebenden Tieren, auf die der Mensch keinen Einfluß hat, bedeuten die Vorgänge der Fortpflanzung keine Gefahr. Beim Menschen beginnt aber der Eingriff bereits bei der Schwangerschaftsverhütung, die der zivilisatorische Teil der Menschheit trotz der ursprünglichen raffinierten Sicherung der Fortpflanzung heute perfekt beherrscht. Er kann in ebenso raffinierter Weise die Natur überlisten und nur noch den lustbetonten Anteil genießen.

Wird trotzdem mal eine Schwangerschaft zugelassen, so bringt sie vor allem durch die vitalstoffarme Zivilisationskost mit den überwiegenden Fabriknahrungsmitteln zahlreiche Gefahren mit sich. Dazu kommen noch die Schädigungen von Mutter und Kind durch die Genußgifte des Tabaks und Alkohols und die Einnahme von Medikamenten. Die Vermeidung dieser Stoffe in der Schwangerschaft wäre eigentlich selbstverständlich.

So wird die Schwangerschaft heute oft wie eine

Krankheit behandelt, die ständiger ärztlicher Überwachung bedarf.

Vorgänge in der Schwangerschaft, soweit sie die Mutter betreffen, sind in meinem Buch *Lebensbedingte Krankheiten* dargestellt.

Durch die zivilisatorische Kost wird auch die Geburt zu einem Akt, der wie eine Krankheit behandelt wird. Wie anders die Geburten früher und bei Naturvölkern! Vitalstoffreiche Vollwertkost bewirkte ein natürliches Verhältnis der Größe des Kinderkopfes und der Weite der Geburtswege. Es erscheint wie ein Wunder, daß in der kurzen Zeit von neun Monaten in der Schwangerschaft sich das Gewebe in der Scheide und Umgebung so umwandelt, daß der Kopf des Kindes durchtreten kann.

Diese Umwandlung, die durch hormonalen Einfluß geschieht, setzt eine Kost voraus, die alle notwendigen Vitalstoffe enthält. Fehlen diese, so bleiben die Geburtswege enger und rigider. Dazu kommt, daß bei einer Ernährung in der Schwangerschaft mit Fabrikzucker und Auszugsmehlen aufgeschwemmte Kinder entstehen mit einem großen Kopf, während bei einer vitalstoffreichen Ernährung mit Vollkornprodukten der Umfang des Kinderkopfes 1 - 2 cm kleiner ist.

Bedenkt man, daß bei naturgemäßer Ernährung die Geburtswege elastischer und 1 - 2 cm weiter dehnbar sind und der Umfang des Kinderkopfes ebenfalls 1 – 2 cm geringer ist, dann ist gut verständlich, weshalb der Geburtsvorgang dann erheblich leichter vor sich geht und keine fremde Kunsthilfe nötig ist. Allerdings setzt dies voraus, daß die naturgemäße Ernährung mindestens vom ersten Tag der Schwangerschaft an konsequent erfolgt.

Weitaus besser wäre es natürlich, wenn die Eltern sich schon Jahre vor der Schwangerschaft richtig ernähren. Da die ernährungsbedingten Zivilisationskrankheiten lange Zeit, meist mehrere Jahrzehnte, brauchen, bis sie so weit fortgeschritten sind, daß sie erkennbar und nachweisbar sind, spielt die Ernährung der Eltern schon vor der Schwangerschaft, ja die Ernährung der Groß-und Urgroßeltern für die Gesundheit des kommenden Kindes eine wichtige Rolle.

So benötigt zum Beispiel die Entstehung der Zuckerkrankheit (Diabetes mellitus) eine Fehlernährung des Menschen mit Fabrikzucker und Auszugsmehlprodukten von mindestens 20 Jahren. Dies ist in meinem Buch *»Unsere Nahrung – unser Schicksal«*)* ausführlich dargestellt.

Die Zahl der Kinder, die schon in jungen Jahren an Zuckerkrankheit erkranken, wächst von

---

bioverlag gesundleben, 8959 Hopferau

Jahr zu Jahr; sie war früher eine Seltenheit. Der Diabetes bei Kindern kommt also auf das Konto der Ernährung der Eltern und der vorigen Generationen. Es ist der Zeitfaktor, der den Zusammenhang zwischen Krankheit und Ernährung verschleiert.

Die Schlußfolgerung aus diesen Fakten ist, möglichst frühzeitig mit einer vitalstoffreichen Kost zu beginnen, um möglichst Krankheiten und Krankheitsanfälligkeiten der Kinder zu verhüten.

Über die psychologische Vorbereitung der Geburt, entsprechende Gymnastik in der Schwangerschaft usw. gibt es heute hervorragende Literatur, auf die hiermit verwiesen wird. Read, Leboyer, Mihailescu usw. siehe Literaturnachweis im Anhang.

Auf diese Weise ist es möglich, die Geburt wieder zu einem natürlichen, freudigen und gefahrlosen Vorgang zu machen, wie es früher einmal war. Hand in Hand damit ginge auch die Verlegung der Geburt vom Krankenhaus wieder in das Haus, wo die Hilfe einer Hebamme ausreichend wäre. Damit wären die Gefahren der künstlichen Einleitung der Geburt, der Geburt in Narkose, der zu raschen Anwendung des Kaiserschnitts und geburtshilflicher Eingriffe usw. erheblich verringert.

Zum Glück macht sich besonders unter dem Einfluß der sanften Geburt nach Leboyer eine Wandlung zum Natürlichen, vor allem eine Abkehr von technischen Eingriffen bemerkbar. So ist die deutliche Tendenz zu erkennen, daß von dem Unfug der künstlichen Geburtseinleitung aufgrund des errechneten Geburtstermins wieder mehr und mehr Abstand genommen wird.

Es gehört sicher keine besondere Gelehrsamkeit dazu, zu begreifen, daß der Geburtsablauf ein anderer ist, ob die Geburt zu dem Zeitpunkt einsetzt, in dem sie von der Natur vorgesehen ist, oder zu einer künstlich festgelegten Unzeit. Daß der errechnete Termin lediglich ein ungefährer Anhalt ist und die tatsächliche Geburt oft 14 Tage später oder auch früher eintritt, weiß ja jedermann. Man denke als Parallele an den Akt der Stuhlentleerung; auch er funktioniert nicht richtig, wenn die Zeit der Geburt des Stuhls noch nicht reif ist. Nur sind die Folgen eines unnatürlichen Ablaufs einer Geburt zur falschen Zeit erheblich folgenschwerer als ein mißglückter Defäkationsversuch.

Noch ein anderer Aspekt soll hier kurz angedeutet werden: Der Zeitpunkt der Geburt, das heißt des Eintritts des Menschen in das kosmische Weltgeschehen ist, wie von der Astrologie her bekannt ist, für den Ablauf des menschlichen

Lebens nicht ohne Bedeutung. Unabhängig von der Einstellung des einzelnen zum Horoskop und seiner Bewertung mag für denjenigen Menschen, der an das Sinnvolle der Naturgesetze glaubt, die willkürliche Festlegung des Geburtstermins trotz seiner technischen Machbarkeit eine *Sünde* sein.

Es muß aber ganz energisch betont werden, daß das Ziel der komplikationslosen natürlichen Geburt sich nur erreichen läßt, wenn die richtige Ernährung mindestens in der Schwangerschaft in ihrer vollen Bedeutung erkannt und daher konsequent durchgeführt wird.

Der Einbruch der Technik in den Nahrungsmittelsektor

So wie die Industrialisierung ständig weiter fortgeschritten ist, so wurde entsprechend auch der Nahrungssektor einer Industrialisierung unterworfen. So wurde ganz unmerklich im Laufe der letzten drei bis vier Generationen der Anteil der naturbelassenen Nahrung immer geringer auf Kosten eines ständig steigenden Anteils von Nahrungsmitteln, die immer stärker chemischen und physikalischen Eingriffen unterzogen wurden. Diese Entwicklung ist aus mehreren Gründen gefährlich.

Eine besondere Gefahr dieser Entwicklung

liegt darin, daß sie unmerklich und allmählich stattgefunden hat und daher in der Bevölkerung nicht bewußt ist. Man kann dies täglich daran erkennen, daß der Patient auf den ärztlichen Rat, sich auch um richtige Ernährung zu kümmern, mit der Bemerkung reagiert, früher seien die Menschen gesund gewesen, ohne daß sie sich um die Ernährung gekümmert hätten; sie wären auch ohne den *modernen Kram* von Vollkornbrot gesund gewesen. Die Menschen haben also keine Ahnung, daß früher, als es keine Nahrungsmittelindustrie gab, auch gar keine schädlichen Nahrungsmittel zur Verfügung standen und daß früher jedes Brot ein Vollkornbrot war und daß das Graubrot und Weißbrot der *moderne Kram* ist, der wieder durch ein vollwertiges Brot wie früher ersetzt werden müßte.

Scheinbare Besonderheiten in der Ernährung des Kindes

Es kann nicht oft genug betont werden, daß die Ernährung des Kindes sich in nichts von der Ernährung des Erwachsenen unterscheiden soll. Die Nahrung des Kindes soll genau dieselbe vitalstoffreiche Vollwertkost sein wie die des Erwachsenen. Praktisch bedeutet dies, daß die Kinder am Tisch der Eltern alles mitessen können und sollen. Voraussetzung ist natürlich, daß die

Eltern sich richtig ernähren.

Die Milchfrage

Im Widerspruch zu dieser einfachen und natürlichen Regel, daß für die Ernährung des Kindes keine anderen Forderungen gelten als für den Erwachsenen - eben eine vitalstoffreiche Vollwertkost, wie sie in den vorigen Kapiteln beschrieben ist -, steht die herkömmliche Meinung, ein Kind brauche zum Gedeihen unbedingt Milch.

Es erscheint daher notwendig, den Gründen nachzugehen, wie es zu dieser irrtümlichen Meinung gekommen ist.

Diese Milchfrage ist deshalb so wichtig, weil - um es vorwegzunehmen - eine große Zahl von Krankheiten der Kinder auf das Konto der Milch kommt.

Werfen wir einen Blick auf das Tierreich. Der Mensch gehört zu der Gruppe der Säuger. Alle im Freien lebenden Säugetiere ernähren aber ihre Jungen nur in der *Säuglingszeit* mit Milch. Die Milch ist also lediglich ein Überbrückungslebensmittel bis zu der Zeit, in der das junge Tier die Nahrung des erwachsenen Tieres frißt. Der Gedanke, ein erwachsener Löwe müßte, um sich mit den nötigen Nähr- und Vitalstoffen zu versorgen, sich Milch vom Elefanten beschaffen und dieser müßte sich die Milch bei der Giraffe holen, kurz jedes erwachsene Säugetier müßte Milch bei einer anderen Säugetierart *kaufen,* löst ein ungläubiges Lächeln aus.

Nur auf das Menschenkind angewandt, bleibt dieses Lächeln aus, da der Glaube, ohne Milch der Kuh könne es nicht gedeihen, in der Tradition so festgewurzelt ist, daß der Gedanke, für die Menschen könnte nach den Schöpfungsgesetzen auf Grund von Analogieschlüssen dasselbe gelten wie für die anderen Säuger, zunächst wie eine Ironie erscheint und deshalb gar nicht zu denken gewagt wird. Wenn man aber die Erfahrung sprechen läßt, daß nämlich bestimmte Krankheiten zum Beispiel bei lymphatischen Kindern verschwinden, wenn man die Kuhmilch wegläßt, dann erscheint der Gedanke schon nicht mehr so abwegig.

Die Parallele zum Säugetier bringt aber noch andere wichtige Gesichtspunkte. Die Milch aus der Brustdrüse des Tieres wird von den Jungen immer unerhitzt getrunken. Wie wir später sehen, ist dies für die Eiweißversorgung ein entscheidender Punkt.

Braucht das Menschenkind Milch?

Die Sitte, Menschenkindern Tiermilch, meist von der Kuh, zu geben, ist aber nicht nur aus der

Tradition zu erklären, sondern wird auch durch die Vorstellung der alten Ernährungslehre genährt, daß nämlich der Mensch zur Deckung seines Eiweißbedarfs tierisches Eiweiß benötige. Diese Irrlehre stammt aus einer Zeit, als man noch annahm, daß Pflanzeneiweiß im Gegensatz zum Tiereiweiß nicht alle notwendigen Aminosäuren enthalte. Die Eiweiße sind aus Aminosäuren zusammengesetzt; ihre Wertigkeit ist vom Gehalt an einzelnen Aminosäuren abhängig. Von den 20 Aminosäuren müssen 8 Aminosäuren - man nennt sie die essentiellen - in der Nahrung zugeführt werden, da sie der menschliche Organismus nicht selbst aufbauen kann.

Das Verhältnis der einzelnen Aminosäuren untereinander ist bei den zahlreichen Eiweißen sehr unterschiedlich, sowohl bei den tierischen wie bei den pflanzlichen. Eine Tatsache aber hat die chemische Analyse schon lange bestätigt, daß nämlich die pflanzlichen Eiweiße alle essentiellen Aminosäuren enthalten. Das heißt mit anderen Worten, daß der Mensch auf die Zufuhr tierischen Eiweißes nicht angewiesen ist.

Da aber die verschiedenen Pflanzen, wie gesagt, nicht alle Aminosäuren im selben Verhältnis enthalten, könnte theoretisch dann eine bestimmte Aminosäure in zu geringer Menge zugeführt werden, wenn der Mensch sich nur von einer einzigen Pflanze ernähren würde. Bei dem Verzehr von mehreren pflanzlichen Lebensmitteln ergänzen sich aber die einzelnen Aminosäuren, so daß praktisch eine Unterversorgung mit einzelnen Aminosäuren nicht möglich ist. Als Beispiel einer ausgleichenden Kombination wird Getreide und Gemüse genannt, da der relativ geringe Lysingehalt des Getreides durch den verhältnismäßig hohen Lysingehalt des Gemüses hervorragend ergänzt wird.

Tierisches Eiweiß nicht notwendig

Obwohl nun wissenschaftlich schon längst erwiesen ist, daß pflanzliches Eiweiß genauso vollwertig ist wie tierisches, sitzt die Angst, beim Verzehr pflanzlicher Nahrung nicht genug mit Eiweiß versorgt zu werden, so tief im Volk, daß sicherheitshalber doch wenigstens etwas vom Tier zugegeben wird oder nach einem *Ersatz* gesucht wird. Dazu kommt, daß der Teil der Bevölkerung, der schon weiß, daß pflanzliches Eiweiß vollwertig ist, noch klein ist und von der übrigen Masse, die noch vom Hergebrachten überzeugt ist, ständig verunsichert wird.

Da sich die medizinische Wissenschaft weder theoretisch noch praktisch mit Ernährungsfragen beschäftigt, sind auch schätzungsweise 97 Prozent der Ärzte noch der veralteten Ansicht, ein Mensch könne ohne tierisches Eiweiß nicht gesund und leistungsfähig sein. Hier einen Wandel zu schaffen, ist ein mühseliges Unternehmen, da infolge der Spezialisierung in der Medizin kein Lehrstuhl vorhanden ist, in dem das Ernährungsfach gelehrt wird. Dies ist zwar nicht glaubhaft, ist aber so.

Die Folge davon ist, daß auch der Arzt, der das beste Examen gemacht hat, keine Ahnung von den Zusammenhängen zwischen Ernährung und Krankheiten hat. In der Eiweißfrage wirkt sich das so aus, daß nach wie vor jeder Arzt tierisches Eiweiß in Form von Fleisch oder Fisch empfiehlt, da er es für ein kräftiges und notwendiges Nahrungsmittel hält.

Der Wert der Kuhmilch wird überschätzt

In dieser Hinsicht ist es inkonsequent, daß beim Kind, mindestens beim Kleinkind, das Fleisch nicht für so wichtig gehalten wird. Dafür ist beim Kind die Milch anstelle des Fleisches getreten. Man könnte sagen, daß in der Vorstellung der Bevölkerung die Milch für das Kind den Stellenwert hat wie für den Erwachsenen das Fleisch. Diese Vorstellung erklärt auch, weshalb die Milch bei der Ernährung des Kindes so eine zentrale Stellung erobert hat. Andererseits ist es auch verständlich, daß die neue Erkenntnis, daß

Milch für die Kinderernährung nicht notwendig ist, auf Skepsis stößt.

Milch als Gradmesser für den Eiweißbedarf

Andererseits gibt uns die Milch wichtige Hinweise in der Beantwortung der Frage, wie hoch der Bedarf an Eiweiß in der Nahrung sein soll. Wir haben gesehen, daß die Muttermilch für den Säugling das ideale Lebensmittel und eigentlich unersetzlich ist. Sicher ist deshalb auch der Schluß erlaubt, daß ihre chemische Zusammensetzung entsprechend ideal ist und daß sie als Maßstab für eine vollkommene Nahrung gelten kann. Wie wäre es sonst möglich, daß ein Säugling in einem Jahr sein Gewicht fast verdreifacht? Wer an die Vollkommenheit der Schöpfung glaubt, kann schwerlich annehmen, daß die Natur mit der Milch etwas Unvollkommenes oder gar fehlerhaft Zusammengesetztes geschaffen hat.

Die Muttermilch enthält etwa 2 Prozent Eiweiß. Mit dieser Eiweißmenge gedeiht der Säugling hervorragend, wächst und entfaltet sich.

Nehmen wir die Muttermilch als Maßstab für ein ideal zusammengesetztes Lebensmittel, so bedeutet das, daß der Eiweißgehalt unserer Nahrung nicht höher als 2 Prozent sein soll. Wenn man noch berücksichtigt, daß dieser Eiweißgehalt ein so rasches Wachstum beim Säugling ermöglicht, benötigt der fertige Erwachsene, der nur noch einen Erhaltungs- und Betriebsstoffwechsel hat, sicher sogar weniger Eiweiß als zwei Prozent. Wenn man aber den Eiweißgehalt in einer durchschnittlichen bürgerlichen Ernährung errechnet, so kommt man infolge des Verzehrs von Fleisch, Wurst, Fisch, Eiern, Quark, Käse und Milch auf 10 bis 20 und manchmal noch mehr Prozent Eiweiß. Diese Kostform stellt gemessen an der Muttermilch eine Eiweißmast dar.

Nun ist interessant, daß diesem Gehalt von zwei Prozent Eiweiß, wie er in der Muttermilch vorkommt, ein Eiweißgehalt in den Pflanzen von zwei bis drei Prozent entspricht. Diejenigen Tiere, die von Pflanzen leben, haben zur Deckung ihres Eiweißbedarfs auch eine Nahrung von nur zwei bis drei Prozent Eiweißgehalt zur Verfügung. Der Einwand, daß die Stoffwechselvorgänge beim Tier nicht auf den Menschen übertragbar wären, hat keine Gültigkeit, da alles, was wir über die Stoffwechselvorgänge wissen, am Tier erforscht und beobachtet ist und da nachträglich wissenschaftlich einwandfrei festgestellt wurde, daß diese grundsätzlichen Vorgänge im Stoffwechsel beim Menschen genau denen beim Tier entsprechen und zwar unabhängig davon, ob es sich um Fleisch- oder Pflanzenfresser handelt.

Natives und denaturiertes Eiweiß

Den entscheidenden Durchbruch in der Klärung der Eiweißfrage brachten die Forschungen von Professor Kollath. Seine Forschungen ergaben, daß es nicht entscheidend ist, ob das Eiweiß aus dem Tier- oder Pflanzenreich stammt, sondern ob es *nativ* oder *denaturiert* ist.

Unter *nativem* Eiweiß versteht man noch natürliches, lebendiges Eiweiß, das nicht einer Erhitzung ausgesetzt wurde. Die Grenze, bei der das Leben zerstört wird, scheint bei 43 Grad zu liegen. Dies ist die Temperatur, oberhalb der ein Mensch, etwa bei Fieber über 43 Grad, stirbt.

Unter *denaturiertem* Eiweiß versteht man Eiweiß, das seine lebendige Struktur - vor allem durch Erhitzung - verloren hat.

Interessant ist, daß im Gegensatz zur Erhitzung, Kälteeinwirkung das Lebendige nicht zerstört. Als Beispiel sei die Kältekonservierung des Samens der Bullen für die künstliche Befruchtung der Kühe erwähnt. Selbst dieses hochspezifische Sameneiweiß erleidet durch Tiefkühlung keine Einbuße, während Erhitzung ein sicheres Mittel zur Tötung des Lebens ist. Im Krieg war ein einfaches und sicheres Mittel zur Entlausung, die Kleider in die heiße Sauna zu bringen.

Professor Kollath kam fast durch Zufall zu dieser epochemachenden Entdeckung, die eine Revidierung der Vorstellungen, die aufgrund früherer Tierversuche gewonnen worden waren, notwendig macht.

Die klassischen Versuche in der Vitaminforschung wurden nach internationaler Übereinkunft von jeher mit Kasein, dem Milcheiweiß, als Eiweißträger durchgeführt. Bei der geplanten Fortführung der Versuche in der Vitaminforschung fehlte Prof. Kollath, infolge der Kriegsverhältnisse das bisher benützte übliche reinste Kasein der Firma Merck, das bei *73 Grad* Celsius durch Alkoholextraktion gewonnen wurde. Kollath stellte sich daher das Eiweiß im Labor selbst her, extrahierte es aber aus der Milch bei *34 Grad* mit Äther, der einen niedrigeren Gefrierpunkt hat als Alkohol.

Die mit diesem nicht erhitzten Kasein gefütterten Ratten starben bei Fehlen der klassischen Vitamine nicht nach kurzer Zeit, wie dies bei den Versuchen mit dem erhitzten Kasein der Fall gewesen war, sondern blieben – allerdings bei Anwesenheit von Vitamin B – so lange am Leben wie gesunde Versuchstiere. Sie zeigten jedoch infolge Vitaminmangels Degenerationserscheinungen, die weitgehend den ernährungsbedingten Zivilisationskrankheiten des Menschen entsprachen. Kollath nannte dies *Mesotrophie,* was so viel wie Halbernährung bedeutet.

Gemessen an diesen Forschungsergebnissen Kollaths, aus denen die zentrale Bedeutung des nativen, lebendigen, nicht erhitzten Eiweißes hervorgeht, erscheinen manche Beobachtungen auf dem Ernährungsgebiet in einem anderen Licht: Alle Lebewesen in der freien Wildbahn fressen ihre jeweilige Nahrung unerhitzt, gleichgültig ob es sich um Raubtiere handelt oder um Pflanzenfresser. Sie haben keinerlei Ernährungsprobleme, abgesehen von der Nahrungssuche zur Stillung des Hungers. Sie wissen nichts von einem Eiweißproblem. Die Natur ist gnädiger, als daß sie die unwissenden Tiere mit einem Teilproblem belastet, das sie nicht lösen könnten. Um das Groteske unserer menschlichen Störungen zu erkennen, muß man sich ein Kaninchen vorstellen, das während des Fressens eines Kohlblattes sich überlegt, ob es damit wohl seinen Eiweißtagesbedarf gedeckt hat.

Krankhafte Veränderungen, die man in der Vitaminforschung bei Tierversuchen beobachtet und die man auf Mangel an Vitaminen zurückgeführt hat, haben sich durch die Kollathschen Versuche als Schäden herausgestellt, die durch denaturiertes Eiweiß bedingt sind.

Um es zusammenzufassen: Das Wesentliche der Eiweißfrage ist nicht, ob das Eiweiß aus Pflanzen oder Tieren stammt, da pflanzliches Eiweiß genauso vollwertig ist wie tierisches, sondern entscheidend ist, ob das Eiweiß nativ oder denaturiert ist.

Die Raubtiere, die von Tieren leben, fressen diese unerhitzt und ganz; Tiere, die von Pflanzen leben, fressen ihre Nahrung ebenfalls unerhitzt und ganz. Sie sind nicht imstande, durch physikalische und chemische Einwirkungen raffinierte und isolierte Teilnährstoffe herzustellen. Wollte der Mensch demnach seinen Eiweißbedarf aus dem Tierreich decken, müßte er, um es nativ zur Verfügung zu haben, ein Tier roh und ganz verzehren. Man stelle sich vor – um es drastisch darzustellen –, der Mensch müßte täglich zum Frühstück zur Deckung seines Bedarfs an nativem Eiweiß eine rohe ganze Ratte oder etwas Entsprechendes verzehren!

Ich denke, daß damit deutlich genug zum Ausdruck gebracht ist, daß zur Deckung des Eiweißbedarfes erhitztes Fleisch und erhitzte Fleischprodukte wie Wurst, erhitzte Eier, erhitzte Milch und Produkte aus erhitzter Milch, sowie erhitzter Fisch nicht ausreichen. Es sind minderwertige, weil denaturierte Nahrungsmittel.

Bei Verzehr von *Lebensmitteln* gibt es kein Eiweißproblem

Wird dagegen das Eiweiß in noch nativer

Form genossen, wie es ausreichend in rohen Pflanzenteilen enthalten ist, gibt es kein Eiweißproblem. Denn in nativer Form sind nur geringe Eiweißmengen nötig, eben nur zwei Prozent, die reichlich in allen Getreidearten, Gemüsen und Obst vorhanden sind.

Als Beispiel sei der Eiweißgehalt in Getreidearten aufgeführt.

Eiweißgehalt in g pro 100 g

Hafer	12,6	Gerste	10,6
Weizen	11,7	Hirse	10,6
Roggen	11,6	Mais	9,2
Grünkern (gedarrter Dinkel)	11,6	Naturreis	7,4

Nur unerhitzte Milch enthält vollwertiges Eiweiß

Was nun die Milch als Eiweißträger in der Ernährung des Kindes betrifft, so müßte sie, falls sie als Abwechslung in den Speiseplan des Kindes einbezogen wird, in natürlicher, also unerhitzter Form, genossen werden. In pasteurisierter Form entspricht die Milch dem erhitzten, also gebratenen oder gekochten Fleisch.

H-Milch muß streng gemieden werden

Die auf 150 Grad hocherhitzte H-Milch gehört unter keinen Umständen in den Speiseplan weder des Kindes noch des Erwachsenen. Neben der Denaturierung des Eiweißes ist eine erhebliche Einbuße an einigen Vitaminen nachgewiesen. Wie weit noch nicht identifizierte Vitamine geschädigt werden, ist noch nicht erforscht. Trotzdem wird von wirtschaftlicher Seite in unverantwortlicher Weise große Werbung für die H-Milch gemacht, indem die Eiweißdenaturierung verschwiegen oder geleugnet wird und die Vitaminverluste bagatellisiert werden.

Es wird in der Werbung sogar behauptet, die hocherhitzte Milch sei leichter verdaulich. Dieser irrigen Meinung liegt ja auch die falsche Vorstellung der alten Ernährungslehre zugrunde, daß überhaupt Gekochtes leichter verdaulich wäre als Rohes! Es ist aber leicht nachweisbar, daß Rohes leichter verdaulich ist als Gekochtes. Der Grad der Verdaulichkeit ist nämlich leicht prüfbar an der Verweildauer im Magen. Dabei zeigt sich, daß gekochte Speisen länger im Magen liegen, also offensichtlich schwerer verdaulich sind als rohe. Aus der rascheren und leichteren Verdaulichkeit unerhitzter Lebensmittel entspringt auch die bekannte Regel, daß man das Rohe vor dem Gekochten essen soll. Der Fahrplan der Eisenbahn ist doch auch so aufgestellt, daß der schnellere Zug vor dem langsameren abgefertigt wird.

Aber selbst wenn Speisen durch Erhitzen leichter verdaulich würden, wie es bisher immer irrtümlich behauptet wurde, so bedeutet dies keinen Vorteil, wie der Eindruck erweckt werden sollte. So ist zum Beispiel der gesundheitsschädliche Fabrikzucker, besonders der Traubenzukker, rasch resorbierbar, das heißt er geht leicht und rasch durch die Darmwand ins Blut; aber gerade diese leichte Verdaulichkeit führt zu einem unphysiologischen steilen Anstieg des Blutzukkers mit einer Reihe nachteiliger Folgen.

Der biologische Wert eines Lebensmittels ist also keineswegs an seiner Verdaulichkeit zu erkennen. Andererseits ist aber der biologische Wert der erhitzten Milch nachweislich geringer als der der rohen Milch. Der Grad der Verdaulichkeit hat damit überhaupt nichts zu tun. Diese Irreführung, die der Verbraucher kaum durchschauen kann, geschieht lediglich aus umsatz- und werbetaktischen Gründen.

Die Pottenger' schen Katzenversuche

Die krankmachende Wirkung erhitzter Milch ist in der Forschung schon mehrfach nachgewiesen. Am bekanntesten sind die Versuche Pottengers, die den unzweideutigen Nachweis erbracht haben, daß durch den Kochprozeß eine Veränderung der Nahrung vor sich geht, die nachteilige

Wirkungen auf das Gedeihen der Tiere hat. In langjährigen Versuchen an Katzen über acht Generationen konnte er die degenerative Wirkung einer Kost nachweisen, in der das Fleisch durch Erhitzung zubereitet wurde.

Dasselbe galt für erhitzte Milch. Die auftretenden degenerativen Veränderungen verstärkten sich von Generation zu Generation; in der dritten Generation traten sie besonders kraß auf. Um von Katzen aus der zweiten *defekten* Generation wieder normale Nachkommen zu erzielen, ist vier Generationen lang wieder rohe Nahrung notwendig. Wenn ein weibliches Tier 12 bis 18 Monate lang gekochte Diät erhalten hat, kann es nie wieder normal entwickelte Jungen gebären. Noch nach vier Jahren haben seine Jungen Gesichts- und Kiefermißbildungen.

Milch und Schulleistungen

Es gibt Forscher, die annehmen, daß Milch und Milchprodukte zu Lernunfähigkeit und Verhaltensstörungen führen können. Für eine große Zahl von jugendlichen Kriminellen sind diese Kennzeichen typisch. Hinweise für einen Zusammenhang zwischen Ernährung und Kriminalität liefert eine mit staatlicher Unterstützung durchgeführte Untersuchung verschiedener amerikanischer Justiz- und Gesundheitsbehörden. Sie machten folgende Feststellungen: Milch wurde in sehr großen Mengen vom untersuchten Personenkreis - Kriminelle - getrunken. Biochemische Tests brachten bei 88 % allergische Reaktionen auf Milch zutage. Ein signifikantes Ergebnis stellt fest, daß das Weglassen von Milchprodukten (und von Fabrikzucker) aus der Ernährung der jugendlichen Delinquenten deren Abgestumpftheit verminderte, Hautunreinheiten verbesserte, die Ausdauer erhöhte und Verhaltensstörungen wie Feindseligkeit, Aggression, Reizbarkeit und Depression sich normalisierten.

Homogenisierte Milch hat gesundheitliche Nachteile

Bei der industriellen Verarbeitung der Rohmilch zu den heute im Handel angebotenen Milchsorten kommt zu der Erhitzung noch ein weiterer qualitätsverschlechternder Eingriff dazu, die Homogenisierung.

Dabei werden die in der Mich befindlichen größeren Fettkügelchen in feinste Kügelchen zerschlagen, indem Milch unter Hochdruck durch eine Düse gegen eine Stahlplatte gespritzt wird. Durch die gleichmäßige Verteilung der feinsten Fettkügelchen rahmt die Milch nicht mehr auf, das Milchfett kann sich nicht mehr als Rahmschicht absetzen. In der Werbung wird dieser Eingriff natürlich gelobt; es wird von *vollmundigem Geschmack,* von der *Weißkraft der Milch* gesprochen. Für den biologisch Geschulten bedeutet die Homogenisierung einen Eingriff in die Struktur der Milch, die von der Natur nicht vorgesehen ist.

Die heutigen Lebewesen und die von einigen Säugetieren erzeugte Milch, die der Mensch genießt, sind das Ergebnis unendlich langer evolutionärer Prozesse. Der Mensch hat sich so entwikkelt, wie der Evolutionsdruck es zuließ, nicht kraft eigenen Wollens.

In den Millionen Jahren der Entwicklung zum Homo sapiens hat der Mensch die Nahrung in dem Zustand zu sich genommen, wie die Umwelt sie ihm anbot - nicht pasteurisiert und nicht homogenisiert.

Durch die Zertrümmerung der Fettkügelchen wird das Milchenzym Xanthinoxydase von der Außenseite des ursprünglichen Fettkügelchens auf die Innenseite der neuen kleinen Teilchen verdrängt. Professor Kurt A. Oster vom Department Biology Fairfield University weist darauf hin, daß dadurch die Verdauungssäfte das derart geschützte Enzym nicht mehr angreifen können. Er konnte das Enzym in den weißen Blutkörperchen der menschlichen Milchtrinker nachweisen. Die Xanthinoxydase kann bei unbehandelter Milch die menschliche Darmwand nicht durchdringen. Infolge der Homogenisierung kann sich laut Oster das Enzym an den Gefäßwänden festsetzen und dort Schäden verursachen. In dem Bestreben, die Schäden auszuheilen und eine Art biologische Narbe zu bilden, lagert der Körper nun Cholesterin in die Gefäßwände ein. So können arteriosklerotische Veränderungen entstehen.

Die Größe der ursprünglichen Fettkügelchen verhindert die Passage durch die Darmwand, während die zerschlagenen feinen Fettpartikelchen der homogenisierten Milch unbehindert direkt ins Blut gelangen können, ehe sie dem Verdauungsprozeß im Darm unterzogen sind. Auch über die Folgen dieser veränderten Situation liegen noch keine wissenschaftlichen Untersuchungen vor, was aber nicht bedeutet, daß der Eingriff keine nachteiligen Folgen kurz- oder langfristig nach sich zieht.

Pasteurisierung erfolgt aus Angst vor Bakterien

Die pasteurisierte Milch wird erhitzt, um krankheitserregende Bakterien abzutöten. Dabei werden aber auch die Milchsäurebakterien getötet. Die Milch wird dabei entweder für 40 Sekunden auf 71–74 Grad Celsius oder für 8–10 Sekunden auf 85 Grad Celsius oder für 30 Minuten auf 63–65 Grad Celsius erhitzt. Der Verlust an den harmlosen Milchsäurebakterien bei der Pasteurisierung hat zur Folge, daß Milch nicht mehr sauer wird, sondern fault, da anstelle der Milchsäurebakterien unspezifische Keime aus der Luft sich vermehren können. Aus der im Handel erhältlichen Milch kann also spontan keine Sauermilch und kein Quark mehr entstehen; wir müssen nachhelfen durch Zugabe von Lab zur Quarkherstellung, von fertigem Joghurt als Starterkultur für Joghurt.

Der Hinweis in der Werbung für pasteurisierte und für die hocherhitzte H-Milch, daß durch Erhitzung Bakterien getötet würden, erweckt in dem Bürger den Eindruck, daß in der Milch krankmachende Bakterien wären. In der Milch befinden sich aber normalerweise keine Bakterien, die beim Menschen Krankheiten erzeugen können.

Ursprünglich wurde die Pasteurisierung der Milch eingeführt, um die Tuberkulose zu bekämpfen. Es gab bestimmte Tuberkuloseformen, die durch die Eutertuberkulose der Rinder über die Milch übertragen wurde. Inzwischen ist die Tuberkulose durch die Behandlung mit entsprechenden Medikamenten, den Tuberkulostatica, und durch bessere hygienische Verhältnisse so eingedämmt, daß sie keine Volksseuche mehr darstellt. Dieser Erfolg ist also nicht der Pasteurisierung der Milch zu verdanken. Sie hätte dieses Ziel auch nie erreichen können, da bei der Kurzerhitzung der Milch zwar die harmlosen Bakterien vernichtet werden, nicht aber die Tuberkelbakterien, die zur Abtötung höhere und länger einwirkende Temperaturen benötigten.

Obwohl also der ursprüngliche Zweck der Pasteurisierung, die Bekämpfung der Tuberkulose, damit gar nicht zu erreichen war, wurde die Pasteurisierung beibehalten. Man begründet dies heute zum Teil damit, daß eine Ansteckung der Menschen mit Bangscher Krankheit, einer Infektionskrankheit der Kühe, verhütet werden sollte. Da aber diese Erkrankung verhältnismäßig selten ist und heute mit Antibiotika beherrscht werden kann und die Milch der erkrankten Kuh vom Kauf ausgeschlossen werden kann, besteht heute keine plausible Begründung mehr für die Aufrechterhaltung der Pasteurisierung.

Berücksichtigt man aber die weltweit verbreitete Angst vor Bakterien, die von Massenmedien ebenso unterhalten wird wie von medizinischer Seite, so besteht wenig Aussicht darauf, daß der Bevölkerung wieder eine rohe Milch als natürliches Lebensmittel zur Verfügung gestellt wird.

Leider ist es für den Städter sehr schwierig, unbehandelte Rohmilch direkt vom Bauern zu bekommen.

Es gibt zwar heute *Vorzugsmilch.* Dies ist unbehandelte Milch, die unter besonderer hygienischer Überwachung steht; peinlich saubere, gekachelte Ställe, gesundes Melkerpersonal usw. sind Voraussetzung dafür. Sie wird hauptsächlich in Reformhäusern und Naturkostläden angeboten. Für einige biologisch wirtschaftende Bauern ist Vorzugsmilch die einzige Möglichkeit, ihre Milch getrennt von der konventionell produzierten zu vermarkten.

Es sind meist nur noch ältere Menschen, die sich an die wunderbare Sauermilch ihrer Kindheit erinnern können, die einfach zu gewinnen war, indem man die Milch eben aufstellte und sie sauer werden ließ. Auf dieselbe einfache Weise konnte man auch Quark selbst herstellen, der, aus unerhitzter Milch hergestellt, noch aus nativem Eiweiß bestand. Der heutige Quark, der aus erhitzter Milch hergestellt wird, ist also nach der Kollathschen Tabelle kein Lebensmittel mehr, sondern ein Nahrungsmittel mit denaturiertem Eiweiß.

Das vegetarische Problem beim Kind

Es ist deutlich genug ausgesprochen, daß in Bezug auf den Verzehr von tierischem Eiweiß beim Kind die Milch die Stellung des Fleisches beim Erwachsenen einnimmt. Da pflanzliches Eiweiß dem tierischen gleichwertig ist, gilt das, was von der Milch gesagt ist, auch für das Fleisch. Notwendig sind beide nicht. Es gibt also für das Kind kein besonderes vegetarisches Problem. Grundsätzlich gilt in dieser Beziehung für das Kind dasselbe wie für den Erwachsenen.

Es besteht zwar bei den meisten Erwachsenen die Vorstellung, ein Kind brauche noch kein Fleisch, obwohl sie gleichzeitig annehmen, daß Fleisch zur Deckung des Eiweißbedarfes unentbehrlich sei. Wenn dies der Fall wäre, wäre logischerweise der Fleischverzehr auch für das Kind wichtig. Daß aber trotzdem viele dem Kind zubilligen, daß es kein Fleisch braucht, hat seinen Grund darin, daß eben angenommen wird, die Milch beim Kind entspreche dem Fleisch des Erwachsenen.

Andererseits gibt es Eltern, die ihr Kind, das Fleisch instinktiv ablehnt, zwingen, Fleisch zu essen, weil sie es eben irrtümlich für wertvoll halten.

Das Kind, das kein Fleisch ißt, hat noch zusätzlich den Vorteil, daß ihm anstelle des Fleisches mehr Raum für vollwertigere andere Speisen zur Verfügung steht. Das Fleisch erzeugt nämlich relativ starke Sättigung, so daß bei seinem Wegfallen eine Steigerung des Appetits resultiert.

Daß vom ernährungsphysiologischen Standpunkt aus auch das Fleisch für das Kind unnötig ist, haben hoffentlich die Ausführungen über die Eiweißfrage bei der Besprechung der Milch ausreichend gezeigt.

Der ethische Aspekt des Vegetarismus

Außerdem sollte man mit dem Kind frühzeitig auch darüber sprechen, daß es eine ethische Seite des Vegetarismus gibt. Es ist bekannt, daß Kinder nicht bereit sind, ihre Kaninchen zu essen, die sie lange Zeit gefüttert haben und zu denen sie eine liebende Beziehung hatten. Die meisten Kinder haben ein gutes Verständnis für die Frage, ob sie glauben, daß es richtig sei, daß die Menschen Tiere halten und sie töten, um sie zu essen. Auch die meisten Frauen antworten auf die Empfehlung, nur so viel Tiere zu essen, wie sie selbst töten können: *Dann würde ich kein Fleisch essen.* Daß sie es trotzdem tun, hat zwei Gründe.

Der eine ist eben die Folge der früheren Ernährungslehre, daß ohne tierisches Eiweiß der Mensch nicht leben könne, und der zweite Grund ist das Festhalten an konventionellen Gepflogenheiten. Man tut eben, was die Masse tut. Der kaum bewußte Konflikt wird so gelöst, daß das unangenehme und abstoßende Geschäft der Tiertötung einem anderen, dem Schlächter, übertragen wird. Zu diesem Punkt nimmt Sir Isaac Pitma, bekannt als Erfinder der englischen Stenographie, Stellung:

Ich meine den Appell an das sittliche Bewußtsein, daß wir nicht durch Stellvertreter tun lassen dürfen, was wir nicht selbst tun würden. Ich habe keine sittlichen Bedenken, meine Schuhe zu reinigen, meinen Tisch abzustauben oder auch mein Büro auszufegen. Meine Gefühle würden nicht verletzt werden durch diese und Hunderte anderer Handarbeiten. Aber ich könnte keinen Ochsen niederschlagen, kein Schaf, besonders kein Lamm schlachten, keinem Geflügel den Hals umdrehen. Wenn ich das nicht tun kann, ohne meine besten Gefühle zu verletzen, so lehne ich es ab, eine andere Person es für mich tun zu lassen unter Verletzung ihrer Gefühle.

Es ist daher Pflicht, frühzeitig die Kinder mit dem vegetarischen Problem zu konfrontieren und es nicht durch Stillschweigen zu übergehen.

In einem bestimmten Alter ist es ein eindrucksvoller - wenn auch sehr harter - Anschauungsunterricht, Kinder in ein Schlachthaus zu führen. Dieser Eindruck ist nachhaltiger als viele Worte und läßt das Kind ungeschminkt erkennen, wie der Erwachsene Probleme verdrängt und eine heile Welt vortäuscht.

Auch einem Kind kann man schon klarmachen, daß auf der Erde fünfmal mehr Menschen ernährt werden könnten, wenn nicht der verschwenderische Umweg über das Tier gegangen würde. Ein alter Spruch lautet: *Wo auf einem Stück Land ein Jäger von der Jagd leben kann, da könnten auch (ohne Jagd) zehn Bauer satt werden, da könnten (ohne Bauern) 100 Gärtner ihr tägliches Brot finden.*

Im Hinblick auf den Hunger in der dritten Welt scheint es unverständlich, wenn 85 Prozent der pflanzlichen Erzeugnisse an Tiere verfüttert und in Form von tierischem Eiweiß verzehrt werden. Wenn Weizen als Nahrungsmittel direkt Verwendung findet, so beträgt der Einsatz in Kalorien gerechnet 1 : 1, während er bei Verwendung als Futtermittel für die Erzeugung von Hühnerfleisch 12 : 1 beträgt (11 Nahrungskalorien gehen verloren). Bei der Verwendung von Weizen für die Erzeugung von Rindfleisch beträgt der Kalorienumsatz 10 : 1, für Milch 5 : 1, für Eier 4 : 1, für Schweinefleisch 3 : 1.

Der große Fleischkonsum in den Industrieländern stellt für die Ernährungswirtschaft eine ungeheure Verschwendung dar. Die hochwertigen Futterstoffe für die Hühnerhaltung werden überwiegend aus den Ländern der dritten Welt eingeführt und stehen dadurch der dort lebenden Bevölkerung für die Ernährung nicht mehr zur Verfügung. Die Massentierhaltung trägt somit zum Hunger in der dritten Welt bei.

Das Problem der Hungersnot auf der Welt wäre demnach zu lösen. Nahrungsmittel stehen genügend zur Verfügung. Die Versorgung aller Menschen auf dieser Erde wäre dann nur ein Verteilungsproblem.

Da für die Persönlichkeitsentwicklung des Kindes Vorbilder von Bedeutung sind, ist auch in der Frage des Vegetarismus nicht nur das Beispiel der Eltern wichtig, sondern auch der Hinweis, daß eine große Zahl von bekannten Persönlichkeiten, die in der Menschheitsgeschichte Großes bewirkten, Vegetarier waren. Es seien nur einige Namen genannt: Pythagoras, Buddha, Sokrates, Plato, Diogenes, Aristoteles, Jesus, Hl. Antonius, Hl. Hyronimus, Hl. Benedikt, Hl. Bernhard, Hl. Franziskus, Leonardo da Vinci, Kneipp, Nietzsche, Tolstoi, Rudolf Steiner, Hindhede, Silvio Gesell, Manfred Kyber und Albert Schweitzer.

Insofern ist es wichtig, daß eine Jugend heranwächst, die falsche Gepflogenheiten aus überholten Anschauungen verläßt. Am einfachsten ist der Beginn auf dem Ernährungsgebiet. Dazu gehört auch der sittliche Aspekt des Vegetarismus.

Hier erwachsen den Eltern verantwortungsvolle Pflichten. Das Erlebnis, daß mit einer vitalstoffreichen Vollwertkost, hinter der Vertrauen zur Schöpfung steckt, ein widerstandsfähiges und fröhliches Kind mit einer besonderen Ausstrahlung heranwächst, hat positive Rückwirkungen auch auf die Eltern und Erwachsenen. So können die Erwachsenen an den Kindern gesunden.

Der Bedarf an Vitamin B 12 wird auch bei Pflanzenkost voll gedeckt

Die Vertreter der Fleischnahrung tun alles, was in ihrer Macht steht, um vor dem Vegetarismus zu warnen und dem Vegetarier Angst zu machen. Man hat manchmal den Eindruck, als ob so manche ein mehr oder weniger schlechtes Gewissen dazu treibt, um sich vor dem Vegetarier zu rechtfertigen, dessen ethische Einstellung ihr Gewissen zu belasten scheint.

Das Verhalten des Fleischessers erinnert etwas an das des Rauchers dem Nichtraucher gegenüber. Es macht manchem Raucher Spaß, wenn es ihm gelingt, einen, der das Rauchen aufgegeben hat, wieder zum Rauchen zurückzubringen. Im Unterbewußtsein scheint er im Nichtraucher eine stille Anklage dagegen zu sehen, daß er der Sucht erlegen ist. Mit Eifer werden Argumente gesucht, die für die Harmlosigkeit des Rauchens sprechen. In ähnlicher Weise sucht der Fleischesser nach Argumenten für das Essen von Tieren.

Nachdem die Theorie von der Minderwertigkeit des pflanzlichen Eiweißes als Irrlehre erkannt ist, wird neuerdings immer eindringlicher ein anderes Argument in den Vordergrund gestellt, weshalb der Verzicht auf Fleisch gefährlich sein soll. Es ist die Behauptung, mit Pflanzenkost könne der Bedarf an Vitamin B 12 (Cobalamin) nicht gedeckt werden. Vitamin B 12 ist ein lebenswichtiges Vitamin, das besonders für die Blutbildung von Bedeutung ist. Es enthält das Spurenelement Kobalt.

Neueste wissenschaftliche Untersuchungen haben einwandfrei ergeben, daß im Blut von strengen Vegetariern ausreichend Vitamin B 12 vorhanden ist. Trotzdem wird die Irrlehre, der Pflanzenesser sei durch Vitamin B 12-Mangel gefährdet, weiter verbreitet. So ist vor kurzem in der Presse folgender Artikel mit dicker Balkenüberschrift erschienen:

Vegetarische Mütter gefährden ihr Baby – bedrohlicher Vitaminmangel: Normalerweise ist nicht zu befürchten, daß ein mit Muttermilch oder einer guten Säuglingsnahrung aufgezogener Säugling einen Vitaminmangelschaden zeigt. Bestimmt wird es aber zu einer solchen Schädigung kommen, wenn seine Mutter, die ihn ausschließlich selbst stillt, streng vegetarisch lebt, d.h. wenn sie jegliches tierisches Eiweiß aus Fisch, Fleisch oder Milch ablehnt ..., weil den Säuglingen aufgrund der einseitigen Ernährungsweise der Mutter das Vitamin B 12 fehlt.

Diese Behauptung entbehrt jeglicher Grundlage und steht im Widerspruch zu den Ergebnissen moderner Ernährungsforschung. Durch solche Artikel wird natürlich in der Bevölkerung große Unsicherheit erzeugt. Es erscheint deshalb nötig, auf Einzelheiten aus dem Bereich der unabhängigen Ernährungsforschung betreffs Vitamin B 12 einzugehen.

Zunächst ist festzustellen, daß die Behauptung, nur Fleisch bzw. Tierprodukte enthielten B 12, nicht zutrifft. Zum Verständnis des Vorkommens von Vitamin B 12 ist seine Herkunft von Bedeutung. So schreibt Höppl: "B 12 wird ausschließlich von Bakterien und anderen *pflanzlichen* Mikroorganismen gebildet, es ist also vom Ursprung her durchaus keine Gabe des Tierreiches! Wie die Pflanzenwelt im ganzen die Schätze der Erde für den Organismus von Tier und Menschen zu heben und zu erschließen hat, so bringen ihre winzigsten (zugleich ältesten) Vertreter beiden mit B 12 eine wunderbar aufgebaute Kobalt-Verbindung von lebenswichtiger

Wirkungskraft zu. Auch noch in der Form des Medikaments ... stammt dieses Cobalamin nicht aus künstlicher, sondern aus natürlicher Synthese, nämlich aus groß angelegten Gärungsprozessen, bei denen die erwähnten Mikroorganismen mit rein *pflanzlichen* und mineralischen Stoffen gefüttert werden."

Inzwischen sind eine ganze Reihe von pflanzlichen Lebensmitteln bekannt, die Vitamin B 12 enthalten, zum Beispiel Getreidekörner, vergorene Sojaprodukte wie Tempeh, Natto und Miso, Einzellerproteine aus Mikroalgen (Spirulina), Hefen, Nahrungspflanzen des Meeres. Solche pflanzlichen Lebensmittel sind nach Shurleff die reichste Quelle von B 12.

Ebenso interessant sind die Untersuchungsergebnisse von Professor Per-Arne Öckerman, die an strenger Kost, sogenannter Vegankost, die überhaupt keine tierischen Produkte enthält, also auch keine Milch, Milchprodukte und Eier, gewonnen wurden. In der Vegannahrung lag zwar der Vitamin B 12-Gehalt sehr niedrig, im Blut der Vegans fand sich jedoch normale Vitamin B 12-Menge wie bei fleischessenden Kontrollpersonen. Die Erklärung für dieses Phänomen liegt darin, daß Vitamin B 12 im Darm des Menschen von Bakterien gebildet wird.

Weitere Untersuchungen in der B 12-Forschung ergaben, daß der tatsächliche Bedarf an Vitamin B 12 wesentlich niedriger liegt, etwa um das Dreißigfache, als früher angenommen. Demnach liegt die Tagesmenge nicht bei 3 Millionstel Gramm, sondern bei 0,1 Millionstel Gramm. Diese unvorstellbar kleinen Mengen erklären zusätzlich, daß auch bei Verzehr von Pflanzen mit geringem Gehalt ausreichend B 12 zugeführt wird.

Geschichtlich interessant ist auch die Beobachtung, daß Zen-Mönche in Japan sich jahrhundertelang streng auf Pflanzenkost beschränkten, dabei aber als die gesündesten und langlebigsten Glieder der Gesellschaft galten.

Was also B 12 betrifft, so muß zusammenfassend festgestellt werden, daß genügend wissenschaftliche Fakten vorliegen, die es nicht mehr gestatten, weiterhin zu behaupten, der Vegetarier sei durch B 12-Mangel gefährdet.

Sicher haben manche Eltern aus gesellschaftlichen Gründen Bedenken, ihr Kind zum Vegetarismus anzuleiten, auch wenn sie begriffen haben, welchen großen gesundheitlichen und ethischen Wert die Vermeidung des minderwertigen erhitzten Fleisches hat. Sie fürchten, ihr Kind zu einem Außenseiter zu erziehen.

Angesichts des immer rascher fortschreitenden Gesundheitsverfall in den zivilisierten Völkern kann eine Wende, wenn überhaupt noch möglich, nur von der Jugend ausgehen. Wer sich im Gegensatz zu den technischen Errungenschaften für einen echten kulturellen Fortschritt einsetzt, steht nicht in der Gefahr, in der Gesellschaft abseits zu stehen. Die Verantwortung, sich für das einzusetzen, was man als richtig erkannt hat, wird ihm im Gegenteil Kraft verleihen, ein gutes Beispiel zu geben und sich für eine bessere Zukunft der Allgemeinheit einzusetzen. Auch auf anderen Gebieten wird das Kind ja nicht gelehrt, so zu handeln, wie es für es selbst von Vorteil ist, sondern daß es in seinen Entscheidungen außerdem das Wohl der anderen berücksichtigen muß. Warum soll der Mensch nicht durch sein Verhalten dazu beitragen, bei der Durchsetzung gesundheitlicher Grundsätze im allgemeinen mitzuwirken?

Die Milch und das lymphatische Kind

Etwa ein Viertel bis ein Drittel der Kinder haben eine lymphatische Konstitution. Früher nannte man sie Skrofulose und später exsudative Diathese. Heute spricht man von Lymphatismus. Das lymphatische Kind neigt zu Katarrhen der oberen Luftwege, was gemeinhin als *Erkältung* bezeichnet wird, und zu Ausschlägen und Schwellungen der Lymphknoten. Die häufigen sogenannten Erkältungen äußern sich als Schnupfen, Husten, Halsentzündungen, Mittelohrentzündungen und Entzündungen der Rachenmandel und der Gaumenmandeln. Diese Infektanfälligkeit entsteht nicht durch Kälte, sondern beruht auf mangelnden Abwehrkräften.

Diese herabgesetzte Widerstandskraft gegen Infekte hat ihre wirkliche Ursache in einer fehlerhaften Ernährung und kann durch eine vitalstoffreiche Vollwertkost allmählich beseitigt werden. Außer der Vermeidung raffinierter Kohlenhydrate, d.h. von Auszugsmehlprodukten und Fabrikzucker, ist beim lymphatischen Kind zusätzlich die Vermeidung der Milch notwendig. In diesen Fällen ist es ohne Belang, ob die Milch erhitzt ist oder ob es sich um unbehandelte Rohmilch handelt.

Der krankmachende Effekt liegt in dem Artfremden des Kuheiweißes. Jede Tierart hat ihr entsprechendes Eiweiß. Ja selbst die einzelnen Menschen sind durch ihr spezifisches Eiweiß gekennzeichnet, was bekanntlich bei der Übertragung von Blut von Bedeutung ist. Die Blutgruppen müssen übereinstimmen. Der Unterschied liegt in den Eiweißfraktionen. Das lymphatische Kind ist empfindlich auf artfremdes Eiweiß. Es reagiert auf den von ihm als Fremdkörper empfundenen Stoff mit vermehrter Tätigkeit der Abwehrorgane, des lymphatischen Systems.

Dies zeigt sich in einer Vergrößerung der Lymphknoten (im Volk oft *Drüsen* genannt). Dazu gehören vor allem die Mandeln, die aus lymphatischem Gewebe bestehen, die Lymphknoten am Kieferwinkel. Ihre Vergrößerung ist ein Zeichen, daß der Organismus mit vermehrter Abwehrtätigkeit von Fremdstoffen beschäftigt ist. Man findet aber auch vergrößerte Lymphknoten im übrigen Körper; an den Lungenwurzeln sind es die sogenannten Hilusdrüsen und im Bauchraum die Gekrösedrüsen, die Mesenteriallymphknoten. Manche lymphatischen Kinder neigen zu öfters auftretenden Bauchschmerzen, die außer durch den Verzehr von Süßigkeiten durch die Schwellung der Gekrösedrüsen bedingt sind.

Das artfremde Eiweiß der Kuhmilch

Artfremdes Eiweiß, das mit der Nahrung zugeführt wird, muß *entgiftet* werden; dies geschieht bei der Verdauung durch sogenannte Assimilation, d.h. Anähnelung. Beim Eiweiß, das dem Körper unter Umgehung der Verdauungsorgane einverleibt wird, z.B. durch Einspritzen, kann man erkennen, daß der Organismus das artfremde Eiweiß als Fremdkörper, als *Gift* empfindet.

Auf 10 Gramm Milch, in den Muskel eingespritzt, reagiert der Körper mit Fieber und Zeichen, die einem beginnenden Infekt ähnlich sind, mit Abgeschlagenheit, einem allgemeinen Krankheitsgefühl, Frösteln und Gliederschmerzen. Das bedeutet, daß die bei einem Infekt üblichen Abwehrmaßnahmen, die den ganzen Organismus betreffen, in Gang gesetzt werden. Eine Injektion von 10 Gramm Milch direkt in die Blutbahn könnte böse bis tödliche Folgen haben.

Diese Vorgänge werden nur erwähnt, um zu zeigen, daß Eiweiße sehr spezifische Stoffe sind, die im Organismus einer Assimilation, einer anpassenden Entgiftung, unterworfen werden müssen.

Der Gehalt an Aminosäuren ist in einzelnen eiweißhaltigen Nahrungsmitteln sehr unterschiedlich. So enthält Kalbfleisch 18 mal mehr Tyrosin als Muttermilch. Auch Tryptophan und Phenylalanin ist im Fleisch erheblich höher als in der Muttermilch.

Bei Großuntersuchungen wurde festgestellt, daß mit Kuhmilch ernährte Flaschenkinder wegen des hohen Tyrosingehalts hyperaktiv (übererregt) sind. Bei diesen Kindern fand sich im Alter von 7 – 8 Jahren durchschnittlich ein deutlich verminderter Intelligenzquotient.

Kuhmilch blockiert das lymphatische Infektabwehrsystem

Auf diese Weise läßt sich die Reaktion des lymphatischen Kindes auf Kuhmilch mit einer vermehrten Belastung der Infektabwehrorgane erklären. Der Organismus muß eine Art Zweifrontenkrieg führen; die Infektabwehrsysteme stehen nicht nur für ihre eigentliche Aufgabe, eben der Verhinderung des Eindringens von Fremdkörpern wie Krankheitskeimen zur Verfügung, sondern sie werden auch zur Entgiftung artfremden Eiweißes herangezogen.

Die Probe aufs Exempel läßt sich bei jedem Kind, das zu ständig wiederkehrenden Infekten neigt, täglich in der Praxis zeigen. Eine vitalstoffreiche Vollwertkost genügt allein nicht; das Weglassen der Milch ist zusätzlich unbedingt erforderlich. Der Erfolg zeigt sich rasch daran, daß die Abstände zwischen den sogenannten Erkältungen größer werden, bis Infekte ganz ausbleiben.

Dieses ideale Ziel ist leicht erreichbar und bedeutet sowohl für die Kinder wie die Eltern eine wahre Befreiung von dem ewigen Alpdruck der Anfälligkeit des Kindes.

Der Nachteil der Antibiotika

Bei der Behandlung des einzelnen Infektanfalles sind folgende wichtige Gesichtspunkte zu beachten. Vergleicht man eine Krankheit mit einem Kampf zweier Feinde, so kann man in den Streit eingreifen, indem man den einen Partner schwächt oder den anderen stärkt oder beides zugleich tut. Bei der Behandlung eines Infektes, bei dem Bakterien oder Viren der eine Partner sind, wird üblicherweise immer nur die eine Methode angewandt: Man versucht, den Krankheitserreger durch entsprechende Medikamente, Sulfonamide oder Antibiotika, zu schwächen. Dieses Vorgehen hat mehrere Nachteile. Es versagt vor allem in der Verhütung weiterer Infekte; und es ist im Gegenteil mit schuld an den immer wiederkehrenden Rückfällen.

Es gibt eine Reihe von Infektionskrankheiten, die der Mensch bekanntlich nur einmal durchmacht. In der Krankheit entstehen Abwehrstoffe, die den Menschen vor einer erneuten Infektion mit dieser Krankheit schützen. Bekannt ist dies zum Beispiel vom Scharlach oder Typhus (Salmonellen). Solche Gegenstoffe entstehen aber nur, wenn der Organismus gezwungen ist, die Krankheit selbst zu überwinden. Wird das Wachstum der Erreger durch ein Antibiotikum gehemmt, wird dem Organismus die eigene Abwehr durch Bildung von Antitoxinen abgenommen. Es entsteht keine Immunität gegen die betreffenden Erreger. Es kann daher jederzeit zu einer Wiedererkrankung mit denselben Erregern kommen.

Ein weiterer Nachteil der Behandlung mit antibiotischen Medikamenten besteht darin, daß Bakterienstämme entstehen, die gegen diese Antibiotika resistent sind, das heißt, dadurch bleiben diese Medikamente bei wiederholter Anwendung wirkungslos, so daß Rückfälle dieser Art der Behandlung besonders trotzen.

So sind es zwei Umstände, die erklären, weshalb heute viel mehr Menschen als früher sich immer wieder *erkälten.* Der eine Grund liegt in der minderwertigen vitalstoffarmen Zivilisationskost, der andere Grund liegt in der symptomunterdrückenden Behandlung mit Antibiotika.

Antibiotika haben natürlich auch ihre bewährten Anwendungsgebiete, z.B. bei lebensbedrohenden Infektionskrankheiten, an denen die Menschen früher, als es noch keine Antibiotika gab, sterben mußten, etwa die Endocarditis lenta, eine Herzinnenhautentzündung mit einem besonderen Erreger, oder die Hirnhautentzündung, die heute beherrscht werden kann. Für die banalen Infekte der sogenannten *Grippe* oder *Erkältungen* sind aber Antibiotika aus obigen Gründen fehl am Platze.

Ein Antibiotikum hat diesen Namen bekommen, weil es gegen (= anti) das Leben (= bios) gerichtet ist. Ursprünglich hat man angenommen und gehofft, daß ein Antibiotikum nur gegen das Leben von Krankheitserregern gerichtet sei. Russische und tschechische Forschungen haben aber gezeigt, daß auch in den menschlichen Zellen durch Antibiotika bleibende Strukturveränderungen im Elektronenmikroskop nachweisbar sind. Über negative Langzeitwirkungen liegen vor allem in den westlichen Industriestaaten keine wissenschaftlichen Veröffentlichungen vor, was natürlich kein Beweis für ihre Unschädlichkeit ist, besonders was die Auswirkungen auf die kommenden Generationen betrifft. In den letzten Jahrzehnten werden laufend neue Erbschäden bei Neugeborenen und Kindern bekannt, die es früher nicht gab. Sie sind der Ausdruck der *toxischen Gesamtsituation,* wie Professor Eichholtz die vielfältige Umweltvergiftung zusammengefaßt hat. Sicher trägt der Mißbrauch mit Antibiotika hier seinen Teil dazu bei.

Die Bedeutung der sogenannten Kinderkrankheiten

Eine andere Frage ist hier noch zu besprechen, inwieweit es sinnvoll ist, daß Kinder bestimmte Infektionskrankheiten durchmachen.

Das Kindesalter ist das Lebensalter, in dem der ins Leben hineinwachsende Mensch sich mit seiner Umwelt auseinandersetzen muß. Dazu gehört auch die Auseinandersetzung mit den uns normalerweise umgebenden Krankheitserregern. So gesehen gehört es sicher zur Entwicklung des Kindes, daß es sich mit den Erregern der sogenannten Kinderkrankheiten auseinandersetzt.

Hier zeigt sich wieder die kardinale Bedeutung einer richtigen Ernährung, die alle Nähr- und Vitalstoffe enthält. Bei einer solchen Kost bedeuten die Kinderkrankheiten keinerlei Gefahr. Man kann im Gegenteil beobachten, daß bei einem Kind, das zum Beispiel eben einen Scharlach durchgemacht hat, eine positive Entwicklung in geistigem Bereich festzustellen ist – vitalstoffreiche Vollwertkost zur komplikationslosen Überwindung der Infektionskrankheit immer vorausgesetzt. Auf diese Zusammenhänge, daß die Auseinandersetzung des kindlichen Organismus mit Infekterregern für die geistige Entwicklung eine Bedeutung hat, haben besonders anthroposophische Ärzte hingewiesen.

Bei einer ganzheitlichen Betrachtung des Lebens tauchen immer mehr Zweifel an der Berechtigung auf, Bakterien grundweg als etwas Böses und Gefährliches, und die Gesundheit des

Menschen Bedrohendes anzusehen.

Bakterien haben wichtige Aufgaben

Wir haben ganz klar zum Ausdruck gebracht, daß die Tatsache, ob ein Bazillus zum Krankheitserreger wird oder nicht, vom Gesundheitszustand des Menschen, von seinen Abwehrkräften abhängt. So betrachtet, ist der *Bazillus* weder der Krankheitserreger noch Krankheitsursache, sondern ein Indikator für die Angepaßtheit des Menschen an die Natur, in die er hineingestellt ist. Der Erreger kann also zum Anzeiger einer falschen Lebensführung werden. Bei dieser Betrachtungsweise erscheint es absurd, Gesundheit dadurch erreichen zu wollen, daß man allenthalben die *bösen* Bakterien bzw. Viren bekämpft. Krankheitserreger sind ein notwendiges Regulativ, sie haben Polizeifunktion und sollen das nicht Lebensfähige vernichten. Ohne Bakterien wäre Leben auf dieser Erde nicht möglich.

Um der einseitigen Einstufung der Bakterien als Krankheitserreger eine schlagkräftige Bezeichnung entgegenzustellen, prägte Professor Mommsen für die Lebewelt der Bakterien den Begriff *Gesundheits-Erreger*. Diese Mikroben sind in höherem Grade Gesundheits-Erreger als Krankheits-Erreger. Forschungen, besonders von Rusch, haben klar gezeigt, daß sich der

Mensch mit seiner mikrobiellen Umgebung in einem Gleichgewichtszustand befindet, der über Gesundheit und Krankheit entscheidet. Man kann daher von einer Symbiose des Menschen mit Mikroorganismen sprechen.

Die Besiedlung von bestimmten Körperabschnitten des Menschen mit Mikroben ist als physiologisch, als unbedingt lebensnotwendig zu betrachten. Eine riesige innere Oberfläche von etwa 120 m^2 ist von einer Vielzahl von Mikroorganismen besiedelt, die die Schleimhäute überziehen wie ein Rasen den Boden.

Allein im Dickdarm finden sich insgesamt etwa 10 000 000 000 000 Zellen. Diese unvorstellbar große Zahl von Mikrobenzellen ist um ein Vielfaches größer als die Anzahl aller Körperzellen des Menschen zusammen. Obwohl diese Mikroben so klein sind, daß wir sie nur mit Hilfe eines Mikroskops erkennen können, sind sie jedoch omnipotent und erfüllen in allen Bereichen des Lebendigen unsichtbar wichtige Aufgaben. Im Darm sind sie zum Beispiel an der Synthese wichtiger Vitalstoffe beteiligt. Wenn man sich die ungeheure Omnipotenz der Mikroben, die Einzeller sind, vergegenwärtigt, so wird deutlich, welch außerordentliche Bedeutung dieser Mikrobengesellschaft für die Lebensgemeinschaft zwischen Mensch und Bakterien zukommt.

Die biologische Behandlung eines Infektes beim Kind

Um die Kette immer wiederkehrender Infekte zu unterbrechen, ist also nicht nur eine vitalstoffreiche Vollwertkost und beim lymphatischen Kind das Weglassen der artfremden Kuhmilch notwendig, sondern der Infekt muß ohne Antibiotika bzw. Sulfonamide vom Organismus aus eigener Kraft überwunden werden. Früher, ehe die Chemotherapie das medizinische Feld beherrschte, war es selbstverständlich, daß sogenannte Erkältungen mit einfachen Hausmitteln behandelt wurden. Damals war allerdings den Menschen noch keine solche Angst vor Bakterien und Viren beigebracht, und der Anteil an Fabriknahrungsmitteln in der Gesamtnahrung war wesentlich geringer oder fehlte ganz.

Damals hatte der Spruch *Ein unbehandelter Schnupfen dauert 8 Tage, ein behandelter eine Woche* noch Gültigkeit. Aber heute glaubt der Mensch, es gehöre Mut dazu, eine *Grippe* ohne Chemotherapeutika zu überstehen. In Wirklichkeit liegt es umgekehrt, es gehört Mut dazu, mit einer Grippe und gleichzeitig noch den chemischen Mitteln fertig zu werden.

Auch der Arzt, der von der Universität kommt, traut sich nicht, einen fieberhaften Infekt beim Kind ohne Antibiotika zu behandeln, da er etwas anderes nicht gelernt hat. Auf die Heilkräfte der Natur zu vertrauen, erscheint ihm riskant. Denn von Heilkräften der Natur hat er in seiner Ausbildung nichts gehört. So ist es verständlich, daß auch die Mutter eines kranken Kindes dem Zeitgeist entsprechend der Chemie mehr vertraut als den Heilkräften, die dem Menschen innewohnen. Es ist aber ein Irrtum anzunehmen, daß die Arznei oder der Arzt heilt, nur die Naturkräfte können heilen. Das wußten schon die Ärzte des Altertums: Natura sanat, medicus curat; das heißt: Die Natur heilt, der Arzt sorgt nur (daß die Natur in ihren Heilbestrebungen unterstützt und nicht gestört wird).

Fieber ist die wichtigste Waffe zur Heilung eines Infektes

Zur naturgemäßen Behandlung gehört auch, daß Fieber nicht unterdrückt wird. Mit der Unterdrückung des Symptoms Fieber nimmt man dem Körper die beste Abwehrwaffe aus der Hand. Je höher die Körpertemperatur, um so ungünstiger sind die Lebensbedingungen für die Bakterien. Zur künstlichen Züchtung von Bakterien in bakteriologischen Instituten muß die Temperatur des Brutschrankes auf 37 Grad eingestellt sein; geht beim Versagen des Thermostaten die Temperatur auf 42 Grad, so sind die Bakterienkulturen vernichtet.

So sinnvoll arbeitet die Natur, indem sie durch Fieber die Bakterien vernichtet. Dem Arzt Parmenides wird der Ausspruch nachgesagt: *Gebt mir die Möglichkeit, Fieber zu erzeugen, und ich heile jede Krankheit.* In bezug auf entzündliche Erkrankungen mag dieser Spruch auch heute noch eine gewisse Gültigkeit haben, aber natürlich nicht für die ernährungsbedingten Degenerationszustände, die es damals noch nicht gab. Es gibt eine Reihe von Krankheiten, bei denen künstliches Fieber eine hervorragende Behandlungsmethode ist. So können zum Beispiel beim Asthma durch künstliches Fieber noch Heilungen erzielt werden, wenn andere Methoden versagt haben.

Bei fieberhaften Erkrankungen gehört das Kind ins Bett. Wenn kein Appetit vorhanden ist, so darf das Kind nicht zum Essen überredet werden. Einige Fastentage, bis der Appetit wiederkehrt, beschleunigen die Heilung. In dieser Hinsicht kann das Tier Vorbild sein, da es instinktgebunden bei Krankheiten keine Nahrung zu sich nimmt. Für den Durst werden verdünnte Obstsäfte oder klares Wasser gereicht, das auch Kohlensäure enthalten darf; auch Tee verschiedener Art kommt selbstverständlich in Frage. Milch ist während des Infektes auf jeden Fall zu meiden.

Kneippsche Maßnahmen

Hilfreich sind Kneipp'sche Wickel. Sie werden bei Fieber kalt angelegt. Dabei muß beachtet werden, daß die Füße warm sind. Notfalls müssen sie mit einer Wärmflasche angewärmt werden. Beim Kleinkind ist ein Dreiviertelwickel, der von der Achselhöhle bis zum Knie reicht, oder ein Halbwickel, der von der Achsel bis zur Leiste geht, besonders zu empfehlen. Beim größeren Kind genügt meist ein Brustwickel.

Die *Technik* ist einfach: Man legt ein Wolltuch, auf die entsprechende Größe gebracht, ins Bett, darauf kommt ein gleich großes trockenes Leintuch, darauf ein mit sehr kaltem (auf keinen Fall lauem!) Wasser getränktes Leintuch, das oben und unten handbreit kürzer sein muß als die bereits eingelegten trockenen Tücher. Dann legt sich das Kind auf den nassen Wickel, der bei Einatmung um den Körper gelegt wird; dann wird das trockene Tuch und schließlich das Wolltuch umgewickelt.

Wenn der Wickel sehr kalt angelegt wurde, kommt das Kind bei Fieber bald zum Schwitzen. Man kann das Schwitzen durch Trinken von heißem Tee, zum Beispiel Lindenblütentee oder Fliedertee, und durch Einpacken des Kopfes unterstützen. Man läßt das Kind etwa eine halbe Stunde schwitzen, bis man die Packung entfernt.

Nach dem Auspacken muß das Kind kurz mit kaltem Wasser abgewaschen werden, um den Schwitzprozeß zum Abschluß zu bringen. Schwitzt das Kind trotzdem nachher noch weiter, so soll nach einer halben Stunde nochmals eine kurze kalte Waschung durchgeführt werden, was ein besonderes Wohlgefühl bewirkt. Der Schweiß darf nicht langsam am Körper abtrocknen, da dadurch Verdunstungskälte entsteht.

Solange Fieber vorhanden ist, kann ein Wickel täglich gemacht werden. Eine bewährte Maßnahme bei fieberhaften Infekten ist auch die Kneipp'sche Ganzwaschung. Sie wird mit ganz kaltem Wasser mit einem Waschlappen in großen Strichen von den Füßen über den ganzen Körper vorgenommen. Das Gesicht wird nicht mitgewaschen. Die Hände und Füße werden abgetrocknet; der übrige Körper bleibt leicht feucht. Diese Waschung kann mehrmals täglich, bei hohem Fieber sogar stündlich durchgeführt werden.

Bei einer Reihe von ansteckenden Kinderkrankheiten treten bekanntlich charakteristische Erscheinungen an der Haut auf, der Ausschlag bei Scharlach, Masern, Röteln, Windpocken. In der Medizin spricht man von Esophylaxie und versteht darunter die Beobachtung, daß in der Haut Abwehrstoffe gegen die Erreger gebildet werden. Es ist bekannt, daß die Erkrankung einen günstigeren Verlauf nimmt, wenn der Ausschlag ordentlich herauskommt. Insofern kann die Anregung der Hauttätigkeit durch einen Wickel, eine Waschung, eine Senfpackung oder eine andere hilfreiche Unterstützung des Organismus in einer von der Natur vorgezeichneten Weise verstanden werden.

Bei sogenannten Erkältungen ohne Fieber, zum Beispiel beim Schnupfen sind Wechselunterschenkelbäder sehr bewährt. Oft ist bei diesen Erkrankungen der Wärmehaushalt gestört, was sich in kalten Füßen zeigt. Dann ist das Wechselunterschenkelbad besonders angezeigt.

Technik des Wechselunterschenkelbads

Dazu sind zwei Unterschenkelbadewannen nötig. In die eine Wanne wird 40 Grad heißes Wasser eingefüllt, in die andere ganz kaltes. Die Unterschenkel werden bis unterhalb der Knie zuerst 10 Minuten in das heiße Wasser, dann 10 Sekunden in das kalte gestellt. Der Vorgang wird nochmals wiederholt. Für die Heißanwendung genügen dann fünf Minuten.

Es kommt auch vor, daß ein Kind plötzlich sozusagen aus heiterem Himmel 40 Grad Fieber bekommt und am nächsten Tag schon wieder ganz gesund ist, als wäre nichts geschehen. Daran ist zu erkennen, welche Heilkraft im hohen Fieber liegt. Dies wird so besonders betont, weil viele Eltern sich ängstigen, wenn ein Kind Fieber bekommt, anstatt daß sie sich freuen, daß der Organismus mit so intensiven Abwehrmaßnahmen reagiert. Besonders ängstlichen Müttern, die meinen, es sei gefährlich, Infekte ohne Antibiotika zu behandeln, sage ich manchmal: *Wissen Sie, daß früher, als es noch keine Antibiotika gab, alle Kinder an Mandelentzündungen gestorben sind?* Nach kurzem Stutzen erkennen die Mütter, daß dies ironisch gemeint war. Sie begreifen dann schnell, daß ihre Besorgnis völlig unberechtigt ist und daß viel bessere Behandlungsmaßnahmen als Antibiotika zur Verfügung stehen.

Der Schnupfen oder die sogenannte Erkältung

Noch ein Wort zum Schnupfen. Die Bezeichnung *Schnupfen* für einen Katarrh der oberen Luftwege, des Rachens und der Nase wird heute im Zeitalter der Spezialisierung und der Krankenkasse so gut wie gar nicht mehr benutzt. Meist läuft der Schnupfen unter der Bezeichnung *Erkältung*. Ein Mensch, der etwas auf sich hält, hat heute keinen banalen Schnupfen mehr, sondern eine Nebenhöhleneiterung. Das ist der moderne Ausdruck für das, was früher als Schnupfen, als

Entzündung der Nasenschleimhaut lief. Wegen eines Schnupfens wagt man nicht, einen Spezialarzt aufzusuchen; wegen einer Nebenhöhlenentzündung darf man das aber. Und der Spezialist rechnet nicht gerne mit der Krankenkasse einen Schnupfen ab; aber bei einer Nebenhöhleneiterung geht das besser. So hat sich allmählich im Laufe des vielfachen *Fortschrittes* der gute alte Schnupfen in eine anständige Nebenhöhlenerkrankung umgewandelt.

Zwar ist die Anfälligkeit für sogenannte Erkältungen, wie die Katarrhe der oberen Luftwege meist bezeichnet werden, heute wesentlich häufiger als früher, der Ausdruck herabgesetzter Widerstandskraft infolge der Vitalstoffarmut der Zivilisationskost; aber grundsätzlich ist der Schnupfen noch dieselbe Krankheit wie früher, auch wenn er die Bezeichnung gewechselt hat.

Die Nase hat die Aufgabe, die eingeatmete Luft anzuwärmen, zu reinigen und zu befeuchten. Um diese Aufgabe in der kurzen Zeit der Einatmung gut erfüllen zu können, muß möglichst viel Luft mit möglichst viel Schleimhaut in Berührung kommen, und dies geschieht sinnvoll durch Vergrößerung der Oberfläche. So befinden sich in der Nase eine Scheidewand und drei Muscheln, durch die die Nase untergeteilt wird. Der seitliche Teil der Nase wird Kieferhöhle genannt, ist also keine abgetrennte Höhle, sondern der seitliche mit Schleimhaut ausgekleidete Teil der Nase. Der obere Teil heißt Stirnhöhle, der hintere Anteil sind die Siebbeinzellen. Bei einem Nasenkatarrh ist meist die Schleimhaut der ganzen Nase beteiligt, so daß man streng genommen jeden Schnupfen auch als Nebenhöhlenentzündung bezeichnen kann.

Diese anatomische Darstellung wird bewußt gegeben, um einerseits die *Ehrfurcht* vor der sogenannten Nebenhöhlenerkrankung abzubauen und andererseits die Erkrankten vor einer unnötigen Operation zu schützen.

Die Behandlung des Schnupfens

Es sei nochmals wiederholt, die beste Vorbeugung und Behandlung der sogenannten Erkältungen ist die lange Zeit durchgeführte vitalstoffreiche Vollwertkost unter Vermeidung des denaturierten tierischen Eiweißes, was beim Kind gleichbedeutend ist mit der Vermeidung der Kuhmilch. Mit zunehmender Stärkung der Abwehrkraft werden die Rückfälle immer seltener und die einzelne Erkrankung selbst immer leichter.

Beim Schnupfen ist das Wechselunterschenkelbad eine hilfreiche Unterstützung. Es ist wesentlich geeigneter als das empfohlene Kopfdampfbad. Die Ableitung auf den Gegenpol, auf die Füße, ist wesentlich wirksamer und angenehmer als die Anschoppung des Blutes im Kopf durch das Kopfdampfbad.

Ist die Voraussetzung der vitalstoffreichen Vollwertkost erfüllt, so können die Abwehrkräfte noch zusätzlich gesteigert werden durch regelmäßige Kneipp'sche Maßnahmen, zum Beispiel in der einfachen Form der morgendlichen kalten Waschung. Mit ihr sollte möglichst schon nach Beendigung der Säuglingszeit im Alter von einem halben Jahr begonnen werden. Sie wird am besten morgens nach dem Erwachen vor dem Aufstehen als Ganzwaschung durchgeführt, wie oben angegeben. Das Kind bleibt noch etwa 10 Minuten nach der kalten Waschung zum *Nachdünsten* im Bett, bis die Haut abgetrocknet ist. Es dauert nicht lange, bis diese Waschung zur Gewohnheit geworden ist und zwar meist zu einer lieben Gewohnheit, die bei Unterlassung vermißt wird.

Diese Kneipp'sche kalte Ganzwaschung hat auch den psychologischen Vorteil, daß frühzeitig die Angst vor kaltem Wasser und überhaupt vor Kälte genommen wird und sowohl die Eltern wie das Kind frühzeitig lernen, daß durch eine kurze kalte Anwendung auf warmen Körper keine Krankheit entsteht, sondern daß im Gegenteil dadurch Krankheiten verhütet werden.

Durch das Kneipp'sche Prinzip, eine kurze Kaltanwendung auf warmen Körper, kommt es als Reaktion zu vermehrter Wärmebildung, was gleichbedeutend ist mit besserer Durchblutung. Diese aktive Wärmebehandlung ist wirksamer als die rein passive etwa durch ein warmes Bad.

Wenn das Kind älter ist, kann es selbstverständlich die Waschung selbst durchführen. Sie sollte zur selben Gewohnheit werden wie das Aufstehen, Anziehen, Frisieren und Zähneputzen. Schaffung von Gewohnheiten ist eine reine Sache frühzeitiger konsequenter Erziehung.

Die Einführung einer kurzen täglichen Kaltmaßnahme als Gewohnheit wird natürlich umso schwieriger, je älter das Kind ist. Wenn das Kind aber erfährt, daß es ein Mittel ist, um von den lästigen Rückfällen verschont zu werden, ist bei entsprechender Lenkung dies noch jederzeit zu erreichen.

In den meisten Wohnungen ist heute eine Dusche eingebaut, was es ja zu Kneipps Zeiten noch nicht gab. Es entsteht daher die Frage, ob anstelle der Waschung nicht eine kurze kalte Brause treten kann. Für das Kleinkind kommt die Brause kaum in Frage. Im Gegensatz zur Waschung stellt die Brause einen schockierenden Eingriff dar, so daß sie für den Anfang, das heißt beim

Kleinkind, ungeeignet erscheint. Bei der Anwendung des Kaltreizes mit Wasser muß unbedingt jede Schockwirkung vermieden werden. Es könnte sonst für das ganze Leben eine Abneigung gegen kaltes Wasser erzeugt werden.

So wie viele Erwachsene heute den Tag mit einer heißen und kurzen kalten Dusche beginnen, ist dies natürlich auch beim Kind möglich.

Auch mit der Sauna kann beim Kind nicht früh genug begonnen werden. Neben dem Kreislauftraining und der Stoffwechselanregung ist sie einmal wöchentlich eine hervorragende Maßnahme, den Körper an Temperaturschwankungen zu gewöhnen. In diesem Sinne kann die Sauna auch als Abhärtungsmaßnahme fungieren.

Als nach dem zweiten Weltkrieg auch in Deutschland die Sauna sich einbürgerte, wurde das Saunabad so durchgeführt, wie die Soldaten es in Finnland und Rußland gelernt hatten. Die uralten Erfahrungen dieser Völker wurden übernommen, und es war gut so.

Leider haben sich in letzter Zeit manche Bräuche eingenistet, die biologischen Grundsätzen zuwider laufen. So werden zum Beispiel bei Fertigsaunen von den Firmen fehlerhafte Anweisungen mitgeliefert. Es ist nicht gut, wenn zwischen den beiden Saunagängen eine lange Ruhepause im Liegen empfohlen wird. Die Sauna, die aus zwei Gängen besteht, ist eine einheitliche Maßnahme und darf nicht durch langes Ausruhen in zwei Teile getrennt werden.

Betrachten wir als Parallele die bewährte Anwendung des Wechselunterschenkelbades: Auch hier wird zwischen den beiden Anwendungen heiß/kalt nicht eine halbe Stunde Ruhepause eingelegt. In der langen Pause nach dem ersten Wechsel von heiß zu kalt beginnen bereits Reaktionen des Organismus auf diesen Eingriff. Wirkt der nächste Wechsel heiß/kalt in diese Reaktionsphase hinein, so wird dieser Reaktionsablauf gestört. Man würde dann sozusagen zwei Wechselunterschenkelbäder im Abstand von einer halben Stunde machen; das zweite Bad fiele in die Reaktionszeit des ersten Bades.

Im Prinzip gilt für die Sauna dasselbe. Die Pause zwischen den beiden Saunagängen wird lediglich dazu benützt, um eine intensive Kaltmaßnahme mit kalter Übergießung oder Eintauchen in ein kaltes Becken durchzuführen, was nur wenige Minuten beansprucht. Ein dritter Saunagang ist nicht zu empfehlen; ein vierter, fünfter oder sechster Gang ist vom biologischen Standpunkt aus ein Unfug, auch wenn sie von Robusten vertragen werden. Sie bedeuten aber eine Überstrapazierung der Anpassungsmechanismen, die keinen gesundheitlichen Vorteil bringen. Das Motto *Viel hilft viel* hat im biologischen Bereich keine Gültigkeit.

Die Sauna kann auch eine einfache problemlose Unterstützung der sexuellen Erziehung bringen. So ist die gemeinsame Familiensauna beider Eltern mit den Kindern besonders zu empfehlen. Viele sexuelle Verklemmungen, die wir im Erwachsenenalter beobachten, sind im Kindesalter entstanden und können damit im Kindesalter verhütet werden, da Familiensauna voraussetzt, daß die Eltern sich von einer etwaigen Prüderie, die aus falscher Erziehung in ihrer Kindheit stammt, befreit haben.

Die sogenannte "Erkältung" kommt nicht von Kälte

Es mag inzwischen schon klar geworden sein, daß Kälte genauso wenig die Ursache der Schleimhautkatarrhe bzw. Infekte ist wie Bakterien oder Viren. Die Hauptursache für die Infektanfälligkeit liegt in der herabgesetzten Widerstandskraft durch Fehlernährung. Um nicht doch unbewußt eine vorausgegangene *Erkaltung* zu beschuldigen und daraus den falschen Schluß zu ziehen, man könnte durch warmes Anziehen eine *Erkältung* vermeiden, wäre es zu empfehlen, den Begriff *Erkältung* für entzündliche Erkrankungen mit und ohne Fieber überhaupt zu vermeiden. Dieser Vorschlag ist umso berechtigter, als man als Auslösung einer sogenannten Erkältung häufig feststellen kann, daß eine Wärmestauung in einem überhitzten Raum oder durch zu warme Kleidung vorausgegangen war.

Genauere Ausführungen über diese Zusammenhänge finden sich in meinem Buch *Erkältet?* Es ist zwar für Erwachsene geschrieben, hat aber natürlich auch für Kinder Gültigkeit. Wer in der Jugend richtig geführt wird, hat dann als Erwachsener nichts mit Infekten zu tun.

Selbstverständlich ist bei den Infekten auch eine unterstützende Behandlung mit Arzneien angezeigt. Der naturgemäßen Behandlung entsprechen auf dem Arzneigebiet biologische Präparate, die keine Krankheitssymptome unterdrücken, sondern den Organismus in seinen Heilbestrebungen unterstützen. Besonders eignen sich dafür Arzneien, die nach homöopathischen und anthroposophischen Gesichtspunkten gewählt werden.

Was ist von Impfungen des Kindes zu halten?

Die Tendenz in der dogmatischen Medizin geht dahin, möglichst gegen jeden Erreger eines Infektes einen Impfstoff herzustellen, um ihn auf diese Weise zu beherrschen. Das Musterbeispiel war lange die Impfung gegen Pocken durch die Einimpfung abgeschwächter Kuhpocken. Angesichts der Gefährlichkeit dieser Krankheit nahm man die leider nicht so ganz seltenen Impfschäden in Form einer Impfencephalitis (Hirnentzündung) in Kauf. Für das betroffene Kind und die Eltern bedeutete der zurückbleibende Impfschaden eine schwere Belastung. Heute gibt es auf der Erde praktisch keine Pocken mehr. Es ist aber noch nicht einmal geklärt, ob dieser Erfolg den hygienischen Maßnahmen der Isolierung der Pockenkranken zu verdanken ist oder der Impfung. In Staaten, in denen die Impfung nicht obligat war, kamen Pocken nicht häufiger vor als in Staaten mit eingeführter Zwangsimpfung. Heute ist dieses Problem in der Bundesrepublik nicht mehr aktuell, da der Impfzwang aufgehoben ist.

Immerhin zeigt schon das Beispiel der Pokkenimpfung, daß eine Impfung grundsätzlich nicht ohne Gefahr ist. Dies gilt insbesondere für die Kinderlähmung (Poliomyelitis). Abgesehen von der fraglichen Wirkung überhaupt und den möglichen Impfschäden ist das Problem der Ansteckung mit dem Kinderlähmungsvirus seit der epochemachenden Entdeckung Sandlers gelöst. In seinem Buch »Sonderernährung verhütet Kinderlähmung« berichtet er über seine wissenschaftlichen Forschungsergebnisse aus dem Parker-Institut. In der größten Poliomyelitis-Epidemie 1948 in Nordkarolina konnte er auch den praktischen Beweis für die sichere Wirksamkeit der einfachen Verhütungsmaßnahmen bringen.

Bei Vermeidung von raffinierten Kohlenhydraten, d.h. Fabrikzucker und Auszugsmehlen, ist eine Ansteckung mit Kinderlähmungsvirus nicht möglich. Es war bekannt, daß bei Kaninchen eine Infektion mit Kinderlähmungsvirus nicht möglich ist. Sandler entdeckte, daß dies darauf beruhte, daß der Blutzucker beim Kaninchen höher liegt als beim Menschen. Durch künstliche Senkung des Blutzuckers mit Insulin gelang es, auch beim Kaninchen Kinderlähmung zu erzeugen. Es zeigte sich, daß eine Ansteckung mit Viren der Kinderlähmung auch beim Menschen nur möglich ist, wenn der Blutzucker unter die Norm absinkt. Zu einer solchen Unterzuckerung (Hypoglykämie) kommt es als Gegenregulierung nach vorherigem unphysiologischem Anstieg des Blutzuckers durch den Verzehr von fabrikzuckerhaltigen Nahrungsmitteln.

Beim Verzehr natürlicher süßer bzw. kohlenhydrathaltiger Lebensmittel wie etwa süßem Obst oder Vollkornprodukten kommt es nicht zu einem krankhaften Anstieg des Blutzuckers. Ein solcher kommt nur bei dem Verzehr von Nahrungsmitteln zustande, die Fabrikzucker enthalten, besonders in Verbindung mit Auszugsmehlen, d.h. nach Kuchengenuß. Auch nach Genuß von süßem Speiseeis kommt es an heißen Tagen besonders dann zu Unterzuckerung, wenn anschließend durch Schwimmen in kaltem Wasser durch die Muskeltätigkeit und gleichzeitiger Wärmeproduktion Zucker im Gewebe verbraucht wird. So erklärt sich das besonders häufige Auftreten von Kinderlähmung im Sommer nach dem Baden, weshalb man irrtümlich früher annahm, daß durch das Wasser die Infektion zustandekäme.

Bei der erwähnten Epidemie 1948 bekam Sandler die Erlaubnis, laufend über die Rundfunksender vor dem Genuß von Eiscreme und anderen Süßigkeiten zu warnen. Tatsächlich kam es aufgrund dieser Hinweise schlagartig zu keinen neuen Infektionen mehr. Dieser Vorgang brachte der Zuckerindustrie in kurzer Zeit einen Umsatzverlust von mehreren Milliarden Dollar, so daß später über diese einfache Verhütungsmaßnahme nicht mehr berichtet werden durfte. Auch sein ins Deutsche übersetztes Buch war rasch vom Büchermarkt verschwunden.

Meine eigenen Beobachtungen haben gezeigt, daß die Vermeidung raffinierter Kohlenhydrate auch bei anderen Viruserkrankungen (z.B. der sogenannten Virusgrippe) eine hervorragende Prophylaxe darstellt.

Heute werden für Kinder vorbeugende Impfungen empfohlen bei Scharlach, Diphtherie, Keuchhusten, Masern und Röteln. Alle diese Impfungen sind bei einem Kind, das die beschriebene vitalstoffreiche Vollwertkost zu sich nimmt, absolut unnötig. Daß sie trotzdem so nachhaltig empfohlen werden, liegt hauptsächlich daran, daß tatsächlich diejenigen Kinder, welche die übliche minderwertige Zivilisationskost bekommen, anfällig sind gegen Infekte. Diese mangelnden Abwehrkräfte werden aber durch die Impfungen nicht gestärkt. So entsteht eine trügerische Sicherheit. Dazu kommt, daß der Organismus sich mit den Fremdstoffen der Impfung auseinandersetzen muß, was nicht immer ohne Folgen bleibt.

Man unterscheidet eine aktive und eine passive Immunisierung. Die aktive Immunisierung ist zur Vorbeugung gedacht; der Organismus soll durch den spezifischen Impfstoff angeregt werden, Gegenstoffe gegen die entsprechenden Krankheitserreger selbst zu bilden. Beispiele für aktive Immunisierung sind die bereits erwähnten Pocken, Kinderlähmung, Tuberkulose, Diphtherie, Tetanus (Wundstarrkrampf), Keuchhusten.

Die passive Immunisierung kommt in Frage, wenn die Krankheit bereits besteht. Es werden dann dem Organismus Gegenstoffe (Antitoxine) zugeführt, die von einem aktiv immunisierten Tier gebildet worden sind. Als Beispiel sei das Diphtherieserum genannt, das früher eine große Rolle spielte, heute aber wegen der Seltenheit der Diphtherie kaum noch Anwendung findet. Der Nachteil dieser Impfung besteht darin, daß auf das artfremde Tierserum eine allergische Reaktion entstehen kann, die sogenannte Serumkrankheit. Eine besondere Gefahr besteht bei einer Wiederholungsimpfung, wenn das Serum desselben Tieres, also zum Beispiel beide Male Pferdeserum, verwendet wird. Dabei können gefährliche anaphylaktische Schockzustände auftreten. Aus diesem Grund muß bei wiederholter passiver Impfung das Serum der Tierart, aus dem der Impfstoff gewonnen wurde, gewechselt werden.

Wägt man das Für und Wider gegeneinander ab, so fällt für die Kinderkrankheiten das Urteil eindeutig gegen die vorbeugenden Impfungen aus; Voraussetzung ist natürlich, was nicht oft genug wiederholt werden kann, eine vitalstoffreiche Vollwertkost, auf die ein sicherer Verlaß ist, und eine naturgemäße Lebensführung.

Einer besonderen Erwähnung bedarf die Impfung gegen Wundstarrkrampf (Tetanus). Sie ist nur angezeigt, wenn die Art der Verletzung eine Tetanusinfektion möglich erscheinen läßt, was in Friedenszeiten außerordentlich selten der Fall ist. Der Tetanuserreger ist ein anaerober Bazillus, d.h. er kann sich nur unter Luftabschluß entwickeln. Die Bedingungen zur Infektion waren z.B. im Krieg bei Granatsplitterverwundungen möglich, wenn Erde tief ins Gewebe gerissen wurde und die Haut darüber sich wieder schloß. Und in Friedenszeit wäre eine Möglichkeit bei einer tiefen Verletzung mit einer Mistgabel, da im Pferdemist Tetanuserreger vorkommen können. Es ist aber sinnlos, bei jeder oberflächlichen Schnitt- und Rißwunde, die mit der Luft in Verbindung steht, gegen Tetanus zu impfen. Dies wird besonders erwähnt, da leider immer wieder bei jeder Bagatellverletzung gegen Tetanus geimpft wird.

Krankheiten im Säuglings- und Kindesalter

Im Kindesalter hat der Mensch noch nicht so viele Möglichkeiten der Krankheitsäußerung wie als Erwachsener. Der kindliche Organismus zeigt seinen Protest hauptsächlich an den Verdauungsorganen, an den Schleimhäuten und der Haut. Schon beim Säugling äußert sich Fehlernährung als Erbrechen, Durchfall, Verstopfung oder Hautausschlag. Dies sind seine unmißverständlichen Äußerungen. Für alle diese Krankheitserscheinungen gibt es nur eine sinnvolle Behandlung, eben die richtige Ernährung, wie sie beschrieben ist.

Der Milchschorf

Schon von jeher wird ein Ausschlag beim Säugling als Milchschorf bezeichnet. Damit kommt klar zum Ausdruck, daß der Ausschlag mit der Nahrung, die ja bei dem Säugling in Milch besteht, zu tun hat. Beim gestillten Kind kommt der Milchschorf auf dem Kopf nur selten und in leichter Form vor, so daß eine besondere Behandlung nicht nötig ist.

Bei dem mit Kuhmilch ernährten Kind ist der

Milchschorf ein erstes Zeichen der Unverträglichkeit des artfremden Eiweißes. Durch eine Ernährung, wie sie in Teil I beschrieben ist, kann der Ausschlag meist gut beherrscht werden. Das Bestreben ist, bei starker Unverträglichkeit der Kuhmilch durch frühzeitige Zufütterung vollwertiger Beikost aus vollem Korn und rohen Gemüsen den Milchanteil bald verringern zu können. Örtliche Anwendung von Lebertran und das homöopathische Arzneimittel Calcarea carbonica Hahnemann in Hochpotenz oder in D 6 als Tabletten, in Wasser aufgelöst, ist in vielen Fällen hilfreich. Der Milchschorf in der Säuglingszeit ist ein guter Hinweis, dieses Kind später ohne Kuhmilch zu ernähren. Im Kindesalter kann sich, wie beschrieben, die Unverträglichkeit der Kuhmilch als Lymphatismus äußern.

Das Ekzem

Eine besondere Form des Lymphatismus ist das Ekzem des Kindes. Der frühere Ausdruck der exsudativen (Exsudat = Ausschwitzung) Diathese war hierfür treffender.

Das Ekzem des Kindes ist eine ernährungsbedingte Stoffwechselerkrankung. Die Behandlung mit Salben stellt daher nur eine Linderung der Symptome dar und kann eine Heilung ebensowenig erzielen wie die heute übliche örtliche und innere Behandlung mit Nebennierenrindenhormonen (Cortison). Bei Weglassen dieser Medikamente zeigt es sich, daß die Krankheitserscheinungen nur gelindert bzw. unterdrückt waren; das Ekzem und das lästige Jucken erscheinen wieder. Eine Heilung ist nur durch Ernährungsmaßnahmen möglich. Nun gibt es natürlich verschiedene Ekzemformen und verschiedene Schweregrade.

Eine besonders hartnäckige und schwer zu beeinflussende Form ist das sogenannte konstitutionelle Ekzem, auch Neurodermitis genannt. Wie der Name sagt, ist es in der Konstitution, der Anlage, verankert. Der symmetrische Befall zum Beispiel beider Ellbeugen und Kniekehlen weist auf eine Beteiligung des Nervensystems (Neurodermitis) hin. In besonders schweren Fällen ist die Haut des ganzen Körpers befallen und das Kind durch den Juckreiz schwer belästigt. Aber selbst diese schwersten Fälle sind durch entsprechende Ernährungsmaßnahmen, über lange Zeit durchgeführt, heilbar. Diese Erkrankung, die für die ganze Familie eine schwere Belastung darstellt, ist ein eindrucksvoller Prüfstein für die Wirksamkeit von Ernährungsmaßnahmen, ein Beweis für die Ernährungsbedingtheit dieser Erkrankung und ein Gradmesser für die nachteilige Wirkung bestimmter Nahrungsmittel.

Nur eine absolut konsequente und strenge Durchführung der Ernährungsbehandlung kann eine Heilung des als unheilbar geltenden konstitutionellen Ekzems erzielen. Die Grundkost entspricht einer vitalstoffreichen Vollwertkost, die durch Vermeidung von Auszugsmehlprodukten, jeglicher Art von Fabrikzucker und Fabrikfetten, dem Verzehr von Vollkornprodukten, Frischkorngerichten und einem großen Anteil von Frischkost als Salate und Obst gekennzeichnet ist. Dazu kommt in diesem Fall eine absolut strenge Vermeidung jeglichen tierischen Eiweißes. Eine Einschränkung der Milchmenge genügt nicht, sie muß völlig gemieden werden ebenso wie Quark, jeder Käse, Eier, Wurst, Fleisch und Fisch. Diese Ernährung stellt zugegeben eine strenge Kostform dar, hat aber den Vorteil, daß damit noch Krankheiten geheilt werden können, die sonst als unheilbar gelten.

Diese Kostform hat aber noch den Vorteil, daß die Kinder dabei hervorragend gedeihen, nicht mehr von Beschwerden wie Juckreiz geplagt sind und natürlich auch keine Infekte bekommen. Es ist allerdings bemerkenswert, daß Ekzemkinder meist nicht für Infekte anfällig sind. Sie scheinen ihre Schleimhäute und inneren Organe über die Haut zu entgiften; denn es ist auffällig, daß die Kinder außer der Hauterkrankung keine inneren

Erkrankungen haben. Sie bereinigen die Schäden über die Haut.

Die Nachteile der äußerlichen Behandlung mit Salben

Bei der Behandlung kindlicher Ekzeme ist das Weglassen der Salben für die Heilung wichtig. Wegen des Juckreizes werden meist cortisonhaltige Salben verwendet. Wenn sie abgesetzt werden, ohne daß die Nahrung richtiggestellt wird, zwingt der Juckreiz meist zu erneuter Anwendung. Dabei hat sich in vielen Fällen durch die langzeitige Anwendung eine Allergie auf die Salbengrundlage entwickelt.

Das Medikament, das in der Salbenbehandlung auf die Haut gebracht werden soll, z.B. Cortison, Schwefel oder Salizylsäure, muß ja in einen Trägerstoff, eben die Salbengrundlage, etwa Vaseline, Lanolin, Eucerin usw. eingebracht werden. Die Haut entwickelt aber oftmals auf eine lange Zeit aufgebrachte Salbengrundlage eine Überempfindlichkeit, die auch durch das eingebrachte Medikament nicht beseitigt werden kann. In der Praxis zeigt sich dies daran, daß trotz streng durchgeführter richtiger Ernährung im oben dargestellten Sinn keine Abheilung des Ekzems eintritt, solange gewohnheitshalber noch weiter Salben verwendet werden. Nach Weglassen der Salben läßt der Juckreiz von Tag zu Tag nach – immer Einhaltung der strengen Ernährungsmaßnahmen vorausgesetzt –, so daß der Patient nach kurzer Zeit erlebt, daß er ohne Salben besser hinkommt als mit.

Eine weitere anfängliche Schwierigkeit in der Behandlung besteht darin, daß die Haut durch die lange Behandlung mit fettigen Salben trocken geworden ist und selbst nicht mehr ausreichend Fett produziert. Aus diesem Grund möchte der Patient gerne die fettige Salbe weiterverwenden, was aber die Heilung des Ekzems verhindert. Diese durch die Salbenbehandlung entstandene Trockenheit der Haut verliert sich aber nach Weglassen der Salbe bald, da nun allmählich die Haut selbst Fett produziert, wenn es nicht mehr von außen künstlich aufgebracht wird.

Mit homöopathischen Hochpotenzen ist es möglich, eine krankhafte Konstitution günstig zu beeinflussen. Eine zusätzliche Behandlung mit passenden Mitteln durch einen homöopathischen oder biologischen Arzt ist daher eine wichtige Unterstützung.

Allergien

Was eben über die Behandlung des konstitutionellen Ekzems und der kindlichen Ekzeme überhaupt ausgeführt wurde, gilt grundsätzlich auch für die Behandlung allergischer Erkrankungen.

Die Allergien haben im Laufe der letzten Jahrzehnte außerordentlich zugenommen, auch beim Kind. Es werden Zahlen genannt, daß in den sechziger Jahren bei jedem hundertsten Bundesbürger eine Allergie festgestellt wurde, heute aber 10 Prozent der Erwachsenen und 20 Prozent der Kinder allergische Erscheinungen zeigen. Diese Zunahme muß ja Gründe haben. Den wichtigsten allergisierenden Faktor haben wir schon kennengelernt, es ist das tierische Eiweiß.

Da sich die traditionelle Medizin – wie immer wieder betont – so gut wie gar nicht mit denjenigen Ernährungsproblemen beschäftigt, die mit der industriellen Bearbeitung zusammenhängen, muß sie offen zugeben, daß sie die Ursachen dieser Zunahme der Allergien nicht kenne. Es wird die Vermutung geäußert, daß es mit der ständig zunehmenden Chemisierung unserer Umwelt zusammenhänge. Zwar steht außer Frage, daß der heutige Mensch ständig mit mehr chemischen Stoffen in Berührung kommt, wie es zum Beispiel in dem Buch »Iß und stirb« von Eva Kapfelsperger und Udo Pollmer, Verlag Kiepenheuer und Witsch, in eindrucksvoller Weise dargestellt wird. Aber diese chronische Vergiftung der zivilisierten Menschheit erklärt allein noch nicht, weshalb der einzelne häufiger allergisch reagiert als früher.

Der Verzehr von Fleisch und anderen tierischen Produkten hat in den letzten 100 Jahren ständig zugenommen, vor allem unter dem Einfluß der alten Ernährungslehre, die, wie beschrieben, nur das tierische Eiweiß als vollwertig ansah. In diesem gesteigerten Eiweißkonsum liegt zweifellos die Hauptursache der Zunahme allergischer Reaktionen; er reicht aber nicht aus, um gerade die Zunahme dieser Reaktionen in den letzten Jahrzehnten, vor allem beim Kind, zu erklären. Die Tatsache, daß Allergien eine parallele Zunahme wie die ernährungsbedingten Zivilisationskrankheiten zeigen, spricht dafür, daß dieselben Komponenten in der Nahrung, nämlich der gesteigerte Konsum von Auszugsmehlen und Fabrikzucker, eine wesentliche Rolle spielen.

Bei einem durch die raffinierten Kohlenhydrate vorgeschädigten Stoffwechsel wirkt die Eiweißbelastung nachteiliger. So ist der vermehrte Genuß von Süßigkeiten bei Kindern der Wegbereiter für die Störung des Eiweißstoffwechsels durch den Verzehr von tierischem Eiweiß und erklärt die starke Zunahme der Allergien gerade bei Kindern.

Auch Allergien gelten üblicherweise als unheilbar. Es wird gesagt, man müsse sich damit abfinden, obwohl die Allergie ja nicht angeboren sein kann; denn das Kind ist ja nicht mit Heuschnupfen oder Asthma oder einem allergischen Hautausschlag geboren, sondern hat diese Empfindlichkeit erst später bekommen. Es handelt sich bei jeder Allergie also um eine erworbene Krankheit, die auch durch entsprechende Behandlung wieder heilbar sein muß.

Der Begriff *Allergie* bedeutet wörtlich, daß der Mensch anders (= all) reagiert (= ergie) als normal. Und zwar reagiert er krankhaft auf einen bestimmten Stoff, das Antigen. Ein bekanntes Antigen sind zum Beispiel die Blütenpollen bestimmter Gräser oder Bäume. Es gibt also keine Allergie an sich, sondern nur eine Allergie auf bestimmte Stoffe, eben die Antigene.

Der Organismus bildet gegen das Antigen Antikörper. Das allergische Phänomen spielt sich in der Antigen-Antikörper-Reaktion ab, und diese ist ihrerseits ein Vorgang im Eiweißstoffwechsel. Man kann daher das allergische Phänomen als eine Störung im spezifischen Eiweißstoffwechsel auffassen. Diese Auffassung findet ihre Bestätigung in der Beseitigung der Allergie durch eine Entlastung des Eiweißstoffwechsels. Die Auffassung der allergischen Reaktion als Störung des Eiweißstoffwechsels erklärt auch, weshalb viele

Menschen gleichzeitig auf zahlreiche Antigene allergisch sind, daß sie bei fortschreitender Krankheit auf immer mehr Stoffe allergisch reagieren und daß bei Entlastung des Eiweißstoffwechsels die Allergie auf diese Antigene wieder verschwindet.

Das kindliche Asthma

Außer dem Heuschnupfen und manchem Ekzem ist die wichtigste allergische Erkrankung des Kindesalters das Asthma. Hierbei spielen aber auch seelische Komponenten eine Rolle. Ein Kind, das in der beengten Atmosphäre einer gespannten elterlichen Ehe oder unter einem autoritären Vater atmen muß, bekommt keine Luft. Das häusliche "Klima" kann Asthma erzeugen. Man könnte in übertragenem Sinne von Allergie auf seelische Beengung sprechen.

Ein Kind spürt auch die Spannung in der Atmosphäre der Eltern, wenn Konflikte dem Kind verheimlicht werden und die Auseinandersetzungen nicht in seinem Beisein stattfinden.

Auch das Kind gibt nicht zu erkennen, daß es unter der Atmosphäre, die nach außen in Ordnung scheint, leidet. Diese Vorgänge spielen sich im unbewußten Bereich ab. Daß dies so ist, wird oft erst bei der Psychotherapie später im Erwachsenenalter deutlich.

Das kindliche Asthma kann weiterhin eine entzündliche Komponente haben; das ist der Katarrh der Luftwege. Für ihn gilt das beim Infekt Dargestellte: Steigerung der Widerstandskraft durch den Verzehr von Vollkornprodukten, eines großen Frischkostanteils einschließlich eines Frischkorngerichtes. Wegen der dritten Komponente, der allergischen, die bei der Entstehung von Asthma eine Rolle spielen kann, ist die Vermeidung von Kuhmilch notwendig, aber auch zur Entlastung des Eiweißstoffwechsels das Weglassen jeden tierischen Eiweißes, das heißt von Quark, Käse, Eiern, Wurst, Fisch und Fleisch, wie beim konstitutionellen Ekzem beschrieben.

Eine entsprechende Variation der Behandlung ist erforderlich je nachdem, welche Komponente im Vordergrund steht.

Die engen Beziehungen zwischen Haut und Schleimhaut kommen auch darin zum Ausdruck, daß nicht selten Ekzem und Asthma kombiniert vorkommen, entweder gleichzeitig oder abwechselnd. Wenn der Ausschlag verschwindet, kommt das Asthma zum Vorschein und umgekehrt. Der gemeinsame Hintergrund dieser verschiedenen Erscheinungsformen erklärt auch die gleiche Behandlung.

Werden die Ursachen beseitigt, ist Asthma im Kindesalter heilbar. Die modernen Antiasthmatika lindern zwar kurzfristig die lästigen Symptome; es kommt aber zu unerwünschten Gegenregulierungen und Belastungen des Kreislaufs, wodurch das Leiden in die Länge gezogen und die Ausheilung erschwert wird. Das Weglassen dieser symptomunterdrückenden Linderungsmittel ist für die Heilung eine ähnliche Voraussetzung wie das Weglassen der Salben bei der Behandlung des Ekzems.

Auch hier hat die Homöopathie genug unterstützende Heilmittel, welche die jeweilige Konstitution berücksichtigen und individuell nach der Ähnlichkeitsregel ausgesucht werden müssen.

Das Kind ißt nicht

Die ärztliche Sprechstunde wird oft aufgesucht, weil die Eltern mit der Nahrungsmenge, die das Kind zu sich nimmt, nicht zufrieden sind.

Dabei ist es die Aufgabe des Arztes festzustellen, ob eine Krankheit vorliegt, die den mangelnden Appetit des Kindes erklärt. Liegt eine Krankheit vor, so ist diese zu behandeln. Nach der Heilung muß sich der Hunger wieder einstellen. In einem solchen Fall, in dem die Appetitlosigkeit ein normales Symptom einer Krankheit ist, braucht nur die Krankheit behandelt zu werden. Der Versuch, mit appetitanregenden Mitteln hierbei etwas zu erreichen, wäre nicht nur erfolglos, sondern auch falsch. Denn die durch den Appetitverlust erzwungene Nahrungsenthaltung in einer Krankheit ist eine wichtige Selbsthilfe im Heilungsprozeß.

Liegt aber keine besondere Krankheit vor, die den mangelnden Appetit erklärt, so müssen andere Gründe gesucht werden.

Die häufigste Ursache, weshalb das Kind nicht richtig ißt, sind die Süßigkeiten im engeren Sinne bzw. Speisen, die mit Fabrikzucker gesüßt sind, wie Kuchen, Marmeladen, Eis, süße Nachspeisen, gesüßtes eingemachtes Obst, süße Obstsäfte usw. Ist der Verzehr von Süßem der Grund, helfen keine Maßnahmen außer dem Weglassen des Süßen. Es ist eine häufige Beobachtung, daß Kinder, die gerne Süßes essen, rohes Obst, rohes und gekochtes Gemüse und Vollkornprodukte ablehnen. Oft findet man auch, daß diese Kinder viel und gerne Milch trinken.

Die Süßigkeiten verderben den Geschmack für natürliche Speisen. Das Problem ist daher nicht so einfach mit dem Verbot von Süßem zu lösen. Denn anstelle des Süßen soll das Kind ja gerade die Speisen essen, die es nicht mag. Und trotzdem ist das Problem des Übergangs zu einer vitalstoffreichen Vollwertkost lösbar. Ist diese Kostform erreicht, ist inzwischen auch das Verlangen nach Süßem geringer geworden. Natürlich liegt der Fehler daran, daß mit Süßigkeiten überhaupt begonnen wurde und das Kind dadurch in diese falsche Geschmacksrichtung und Gewohnheit hineinkam. Ist es aber passiert, aus welchen Gründen auch immer, so ist eine Abänderung unerläßlich. Die Appetitlosigkeit ist als Warnsignal daher zu begrüßen, da sie ja zeigt, daß etwas falsch gemacht wird.

Für den Übergang zu einer vitalstoffreichen Vollwertkost, die auch immer mit gutem Appetit gepaart ist, ist folgendes Vorgehen zu empfehlen.

Das Weglassen der Süßigkeiten und süßen Speisen hat nur Erfolg, wenn die Eltern und die anderen Kinder mitmachen, wie ja überhaupt Erziehung vorwiegend im Vorbild besteht. Es geht natürlich nicht, daß der Vater oder die Mutter süßen Nachtisch oder Kuchen essen und das Kind bekommt es verboten. Es ist auch nicht zu empfehlen, dem Kind zu drohen, daß es ab jetzt keine Süßigkeiten mehr bekäme. Der bessere Weg ist, diese eben stillschweigend nicht mehr auf den Tisch zu bringen. *"Heute gibt es etwas anderes"*.

Über das *natürliche Verlangen* der Kinder nach Süßem

Da das Verlangen nach Süßem immer stärker wird, je mehr Fabrikzucker genossen wird, entstand die Vorstellung, daß es sich dabei um ein natürliches Verlangen der Kinder nach Zucker handle, und daraus wurde der ebenso falsche Schluß gezogen, daß man den Kindern möglichst viel Süßes geben soll, *weil der Körper es verlangt.* Hier liegt ein verhängnisvoller Irrtum vor. Die Gier nach Süßigkeiten ist bereits ein Symptom, daß dem Kind etwas fehlt; allerdings fehlt ihm nicht der Fabrikzucker, sondern andere Zusatzstoffe, vor allem Vitamin B 1.

Daß es sich bei der Zuckergier der Kinder um ein klassisches Zeichen des Vitalstoffmangels handelt, läßt sich leicht durch eine Probe aufs Exempel zeigen: Gibt man diesen Kindern süße Früchte anstelle der mit Fabrikzucker gesüßten Nahrungsmittel und versorgt man sie durch Vollkornprodukte anstelle von Auszugsmehlen und durch tägliche Beilagen von Frischkost ausreichend mit Vitalstoffen, dann dauert es nur kurze Zeit, bis der ganze Spuk des *natürlichen Verlangens* verschwunden ist.

Die Süßigkeiten als psychologisches Problem

Gerade diese Beobachtungen zeigen, daß beim Kind der Fabrikzucker kein Ernährungsproblem, sondern vielmehr ein psychologisches Problem ist. Es ist interessant, daß mit keinem Lebensmittel eine echte Sucht erzeugt werden kann. Im Gegenteil, wenn man täglich z.B. Spinat essen würde, könnte bald eine gewisse Abneigung gegen Spinat auftreten. Der Organismus sichert sich durch diese Abneigung gegen Schäden, die durch einseitige Nahrung entstehen können.

Daß es beim Fabrikzucker im Gegensatz z.B. zum Obst zu einem immer größeren Verlangen kommt, je mehr man davon ißt, stellt ihn auf dieselbe Stufe mit den anderen Genußmitteln Alkohol, Kaffee und Tabak. Wer in den Teufelskreis der Genußmittel kommt, ist in Gefahr, darin hängenzubleiben.

So ist tatsächlich der Fabrikzucker imstande, echte Sucht wie die Genußmittel zu erzeugen, wodurch seine gefährliche Sonderstellung unter den *Nährstoffen* besonders deutlich wird. Die Gefahr, vom Fabrikzucker nicht mehr loszukommen, wird natürlich durch den süßen – also lustbetonten – Geschmack unterstützt, bzw. überhaupt erst ermöglicht.

Da Kinder noch im Aufbau begriffen sind, wirkt sich bei ihnen der Verzehr von Süßigkeiten besonders nachteilig aus. Der katastrophale Gebißzustand der Jugend ist ein trauriger Beweis dafür. Aber auch bei manchen Erwachsenen spielt der Zucker die dem Psychologen wohlbekannte Rolle der Ersatzbefriedigung. Unbefriedigt sein in manchen Lebensbereichen, in der Liebe oder auf dem Gebiet des Geltungs- und Besitzstrebens führt manchen dazu, daß er sich durch den leicht zu erreichenden Genuß von Süßem einen billigen Ausgleich verschafft. In diesem Fall steht die Süßigkeit wieder auf derselben Stufe mit dem Alkohol, Kaffee und Tabak.

Wie der eine seine Enttäuschung und seinen Ärger im Leben durch Alkohol zu lindern sucht und der andere behauptet, wenn er nicht mehr rauchen dürfe, so habe er nichts mehr vom Leben, versucht der dritte den ebenso billigen wie fruchtlosen Ersatz im Kuchen. Das Verlangen nach Süßem bei seelischem Kummer ist eine klassische Ersatzbefriedigung, die letzten Endes keine echte Lösung ist.

So beginnt das Zuckerproblem als Erziehungsproblem in der Jugend und hat im Erwachsenenalter seine Bedeutung nicht verloren. Wenn Goethe sagt, wir könnten erzogene Kinder gebären, wenn wir erzogene Eltern hätten, so zeigt sich daran ganz deutlich, daß in der Genußsucht steckende Erwachsene wenig geeignet sind, Vorbilder für die Jugend zu sein. Denn die Süßigkeiten sind die Genußmittel der Kinder. Ihre Duldung legt den Grund für das spätere Verhalten anderen Genußmitteln gegenüber. Professor Wilhelm Brockhaus sagt in »Biologischer Unterricht in unserer Zeit«: "Die bewußte Abschirmung von den überflutenden Einflüssen der technischen Zivilisation stellt sich heute als ein Maß für die erreichte Reife der Persönlichkeit dar. Eine solche 'Askese' wird somit zu einem ganz modernen Erziehungsziel."

Gleichzeitig mit dem Weglassen des Fabrikzuckers ist der Ersatz der Auszugsmehlbrote, des Grau- und Weißbrots – in Württemberg des Schwarzbrots –, durch Vollkornbrote notwendig. Auch dabei ist zu empfehlen, dem Kind nicht zu sagen, jetzt gibt es kein Grau- und Weißbrot mehr, sondern nur Vollkornbrot; besser ist eben stillschweigend viele Sorten von Vollkornbrot auf den Tisch zu bringen und sie bei Fragen als besonders gute Brote vorzustellen. Es sollen immer mehrere Sorten von Vollkornbroten, dunkle, helle, grobe, feine, von Weizen, Roggen und gemischte zur Auswahl angeboten werden.

Der Ersatz der Brote aus Auszugsmehlen durch Vollkornbrot bei der Entziehungskur von Süßigkeiten ist deshalb entscheidend wichtig, weil durch den Verzehr von Auszugsmehlprodukten ein chronischer Vitamin B 1-Mangel entstanden ist, der durch den gleichzeitigen Genuß von Fabrikzucker verstärkt wurde. Durch den B 1-Mangel kommt es zum Verlangen nach Süßem, und der Verzehr von Süßem erzeugt wiederum Verlangen nach Süßem. Es gilt, diesen Teufelskreis zu durchbrechen. Und tatsächlich zeigt sich schon nach kurzer Zeit, daß der Verzehr von Vollkornprodukten, den Hauptlieferanten von B 1, das Verlangen nach Süßem deutlich geringer werden läßt. Da der Fabrikzucker außerdem als Vitamin B 1-Räuber wirkt, kommt durch sein Wegbleiben das mit den Vollkornprodukten zugeführte B 1 voll zur Wirkung. Dadurch wird das krankhafte Verlangen nach Süßem weiter abgeschwächt. Auf diese Weise gelingt es in etwa vier Wochen, die Umstellung zu schaffen.

Was den Appetit betrifft, so kommt er bei diesem Vorgehen schon viel schneller. Und mit der Besserung des Appetits geht auch das zunehmende Verlangen nach den neu angebotenen Speisen Hand in Hand.

Natürlich wird sich dieser Übergang bei jedem Kind an seine individuellen Besonderheiten anpassen müssen und ist zudem vom psychologischen Geschick der Mutter abhängig.

Der nächste Akt ist der vermehrte Einbau von Gemüsen, rohen Salaten und rohem Obst in den Speiseplan. Süßes rohes Obst eignet sich besonders, um von den künstlichen Süßigkeiten wegzukommen; aber auch die frischen Salate führen zu einer deutlichen Änderung der Geschmacksrichtung.

Bei Kindern, die viel und gerne Milch trinken, findet man auch oft geringen Appetit. Dies ist verständlich, da die Milch ja ein Nahrungsmittel ist, das alle Nährstoffe enthält; sonst könnte der Säugling ja nicht damit ernährt werden. Da die Milch aber oft nur als Getränk angesehen wird, wird sie nicht als Nahrung mitgerechnet. Das Trinken von Milch führt zur Sättigung, erzeugt aber Durst, was dazu führt, daß wieder Milch getrunken wird. So genügt bei diesen Kindern oft das Weglassen der Milch, um den schlechten Appetit zu beseitigen. Meist sind aber noch die anderen Ernährungsfehler mit im Spiel. Berücksichtigt man noch den Nachteil der Milch infolge des artfremden Eiweißes, so bringt die Einschränkung bzw. der Verzicht auf Milch weitere Vorteile (siehe Kapitel: "Die Milch und das lymphatische Kind").

Es gibt aber auch Kinder, die von Natur aus keine Milch mögen. Leider werden sie oft zum Trinken von Milch gezwungen, da sie als wichtiges Nahrungsmittel angesehen wird; wer aber über Milch Bescheid weiß, wird das Kind nicht zwingen, was nur Vorteile hat.

Ist eine vitalstoffreiche Vollwertkost erreicht, so ist auch die Appetitlosigkeit verschwunden. Manche Eltern sagten nach Umstellung: "Jetzt ißt das Kind uns die Haare vom Kopf."

Am einfachsten ist die Sache natürlich, wenn von der Säuglingsernährung an der Brust allmählich auf eine vitalstoffreiche Vollwertkost übergegangen wird; dann entsteht weder Abhängigkeit von Süßem noch Appetitlosigkeit.

Man muß selbstverständlich auch einkalkulieren, daß von Hause aus der Appetit der einzelnen Kinder sehr verschieden ist. Ein Säugling nimmt an Nahrung ein Fünftel seines Körpergewichts zu sich. Solch große Mengen, auf das Körpergewicht bezogen, kann der Mensch später nie mehr vertilgen. Ein Erwachsener mit 65 kg müßte demnach ca. 13 kg Nahrung täglich zu sich nehmen. In bezug auf das Körpergewicht nimmt beim Kind die Menge der Nahrungsaufnahme von Jahr zu Jahr ab. So erklärt es sich, daß ein dreijähriges Kind manchmal fast so viel ißt wie ein sechsjähriges.

Viele Eltern haben eine falsche Vorstellung davon, wieviel ein Kind essen muß. Oft kommt eine falsche Beurteilung auch dadurch zustande, daß ein Kind mit einem anderen verglichen wird, das von Haus aus ein starker Esser ist. Auch die Konstitution ist kein Maßstab für die Appetitgröße. Es gibt zum Beispiel Kinder, die zum Dicksein neigen, aber wenig essen, während es hagere Kinder gibt, die viel essen können. So ist es auch ein Irrtum anzunehmen, man könnte ein pyknisches Kind, das normalerweise rundliche Formen aufweist, durch Nahrungsbeschränkung zu einem asthenischen Typ, also einem hageren, umwandeln. Genauso wenig gelingt es, ein asthenisches Kind, das hager und lang gewachsen ist und eckige Formen aufweist, bei dem die Knochen zu sehen sind, durch Ermahnungen, mehr zu essen, zu vermehrtem Fettansatz zu bringen. Alle diese Bemühungen sind untaugliche Versuche am untauglichen Objekt. Es gilt auch schon für das Kind, daß jedes nach seiner Façon selig werden muß.

In den armen Ländern verhungern Millionen Kinder jährlich. In den reichen Ländern stirbt kein Kind an Hunger; aber Kinder werden krank durch Überernährung und eine *üppige Mangelernährung,* wie Professor Kollath die Zivilisationskost kennzeichnet.

Damit kommen wir zu einem anderen wichtigen Punkt: Es ist auf jeden Fall falsch, ein Kind zum Essen zu ermahnen, etwa nach dem Motto: *Essen hält Leib und Seele zusammen* oder *Iß, damit du was wirst.* Wenn es auch den Menschen in den übersättigten zivilisierten Völkern nicht mehr zum Bewußtsein kommt, daß der Kampf ums Dasein in erster Linie um die tägliche Nahrung geht, so kommt dies doch noch im Gebet in der Bitte ums tägliche Brot zum Ausdruck. Alle im Freien lebenden Tiere müssen täglich ihre Nahrung suchen, und das Kind wird frühzeitig angelernt, um das tägliche Brot zu beten und dankbar zu sein, daß der Tisch täglich gedeckt ist. Welche Unlogik liegt im Gegensatz dazu in der Aufforderung an das Kind, zu essen. Auf der einen Seite soll das Kind Gott um Essen bitten und auf der anderen Seite soll es zum Essen gezwungen werden. So ist eine der ersten Erfahrungen des Kindes mit Gott, daß er angerufen wird, wenn man etwas Unangenehmes vom Kind fordert, nämlich die Nahrung, die von Gott stammt und um die man Gott bitten muß, essen zu müssen anstatt dankbar zu sein, wenn etwas vorhanden ist, was man essen kann und darf.

Es ist sicher vielen Erwachsenen nicht bewußt, daß sie durch Zwingen zum Essen beim Kind eine unbewußte Stellung gegen Gott erzeugen. Auf derselben falschen Ebene liegt es, wenn man jedesmal, wenn man vom Kind etwas Unangenehmes verlangt, darauf hinweist, daß sich dann Gott freue. Manche Abneigung der Kinder gegen Gott überhaupt hat in solchen unbewußten falschen Handlungen der Erwachsenen ihren Grund. Ein Kind *darf* essen und muß sich freuen, daß Nahrung vorhanden ist, wenn es Hunger hat. Ein Kind *muß* nicht essen.

Nicht weniger schlimm ist, wenn Kindern eine Belohnung dafür angeboten wird, daß sie essen. Ich kenne Familien, in denen das Kind – in diesen Fällen handelt es sich immer um ein Einzelkind – jedesmal eine bestimmte Summe Geld bekommt, wenn es so *brav* ist und ißt. Auch wenn kein Geld geboten wird, liegt der grundsätzliche Fehler darin, daß die Eltern sich damit in eine Abhängigkeit vom Kind begeben. Es entwickelt sich ein Machtkampf, den die Eltern auf jeden Fall verlieren. Das Kind hat rasch erkannt, daß es die Eltern wie Puppen tanzen lassen kann: Es braucht nur nichts zu essen.

Der Grund, weshalb die Mutter sich vom Kind in diese Abhängigkeit drängen läßt, liegt meist in ihrer Angst, das Kind könnte einen gesundheitlichen Schaden nehmen, wenn es nicht ißt. Diese Sorge ist immer unberechtigt, es sei denn, die Eßunlust hat, wie beschrieben, ihre Ursache in den Süßigkeiten oder den anderen erwähnten Ernährungsfehlern. Dann aber hilft nichts als die Abstellung der Fehler und der Übergang auf eine vitalstoffreiche Vollwertkost.

Die Sorge der Mutter, das Kind könnte Schaden nehmen, wenn es nicht genügend ißt, führt aber noch zu einer Kette anderer Erziehungsfehler. Hat das Kind zum Beispiel beim Mittagessen wenig gegessen, so bekommt es kurze Zeit danach vielleicht ein Butterbrot, wenn es Hunger äußert. Die Mutter freut sich, daß das Kind Hunger hat, und aus Angst, daß es Schaden nähme, wenn es nicht sofort den Hunger gestillt bekommt, wo es doch beim Mittagessen so wenig gegessen hat, gibt sie ihm das zu essen, was es jetzt wünscht, auch wenn es eine Süßigkeit ist. Richtig wäre es, wenn sie dem Kind sagte, es ist gut, daß du Hunger hast; wir warten jetzt bis zur nächsten Mahlzeit, und dann bekommst du das, was du beim Mittagessen nicht gegessen hast, weil du da keinen Hunger mehr hattest. Sie kann es aber aus Angst nicht übers Herz bringen, das

Kind bis zur nächsten Mahlzeit warten zu lassen. Aber eigentlich kann ja nichts Besseres passieren, als daß das Kind Hunger hat. Hunger ist der beste Koch. Selbstverständlich soll das Kind nicht gezwungen werden, Speisen zu essen, von denen die Mutter weiß, daß es diese grundsätzlich nicht mag.

Wenn das sonst schlecht essende Kind erlebt, daß die Mutter konsequent immer nach diesem Rezept verfährt, ist dies für beide der einfachste Weg. Voraussetzung aber ist – wie bei allen Erziehungsmaßnahmen – die Konsequenz des Erwachsenen. Die Vermeidung der Zwischenmahlzeiten gilt natürlich nicht bei einem gut essenden Kind und bei einer vitalstoffreichen Vollwertkost, die ja immer einen guten Appetit im Gefolge hat. Sonst sind drei Mahlzeiten am Tag, ähnlich wie beim Erwachsenen, zu empfehlen, wobei aber Ausnahmen beim Gesunden durchaus möglich sind.

Neuerdings werden wieder häufige Mahlzeiten empfohlen, sowohl für den Gesunden, besonders aber für Übergewichtige und Zuckerkranke. Ein Gesunder mag mit diesem unsinnigen Rat, den ein Theoretiker am Schreibtisch erdacht hat, fertig werden; für das zuckerkranke Kind und ein Kind, das zum Dicksein neigt, ist es aber ein schlechter Rat. Durch häufige Mahlzeiten wird die gestörte Stoffwechsellage eindeutig verschlechtert und eine sinnvolle Ernährungsbehandlung erschwert. Für beide Erkrankungen sind wenig Mahlzeiten das Mittel der Wahl; entscheidend ist nur die richtige Zusammensetzung, das heißt die Vollwertigkeit.

Womit soll man süßen?

Es versteht sich von selbst, daß unentwegt die Frage gestellt wird, womit man anstelle des Fabrikzuckers süßen kann. Diese Frage beantwortet man zunächst am besten mit der Gegenfrage: "Was wollen Sie denn süßen?" Im Rahmen einer vitalstoffreichen Vollwertkost bleibt nämlich nicht viel zu süßen übrig.

Süßigkeiten im engeren Sinne fallen sowieso weg.

Anstelle des gekochten und eingemachten Obstes ist grundsätzlich zu empfehlen, das Obst roh zu genießen.

Kuchen und süßes Gebäck aus Auszugsmehlen gehören ebenfalls nicht in eine Vollwertkost.

Vollkornkuchen und Vollkorngebäcke werden mit Honig gesüßt (siehe Rezepte, S. 142).

Zum Süßen bleiben nur noch Getränke wie Kaffee und Tee. Kaffee aus der Kaffeebohne ist ebenso wie der schwarze Tee eine Droge. Beide haben arzneiliche Wirkung, da sie gefäßaktive

Stoffe (Coffein) enthalten. Sie sind für das Kind ungeeignet.

Soweit Erwachsene sich als Vorbilder für Kinder ansehen, müßten sie demnach den Kaffee lediglich als Genußmittel bei bestimmten Anlässen gebrauchen, aber nicht als tägliches Gewohnheitsgetränk. Was das Süßen betrifft, so ist dasselbe zu empfehlen wie bei allen anderen Tees, nämlich nicht zu süßen; denn das besondere Aroma der einzelnen Teesorten kommt am besten zur Geltung, wenn der Tee nicht gesüßt wird. Es empfiehlt sich daher das einfache Experiment, vier Wochen lang den Tee ungesüßt zu trinken. Wenn dann nach Ablauf dieser vier Wochen der Tee wieder gesüßt wird, fällt die Entscheidung meist zugunsten des ungesüßten Tees aus. So rasch läßt sich die Geschmacksrichtung eines Menschen ändern. Beim Kind wäre es natürlich am einfachsten, eine Gewöhnung an das Süße erst gar nicht zu schaffen.

Sonst können Tees natürlich auch mit Honig gesüßt werden.

Hier soll nochmals auf die Möglichkeiten von Mißverständnissen hingewiesen werden. Viele verstehen irrtümlich unter *Fabrikzucker* nur den üblichen Haushaltszucker und verwenden deshalb an seiner Stelle fabrikatorisch hergestellten Trauben- oder Fruchtzucker. Diese isolierten Einfachzucker (Monosaccharide) sind aber noch nachteiliger als der gewöhnliche weiße Zucker, der Rohrzucker, ein Zweifachzucker (Disaccharid), der in der Bundesrepublik aus der Zuckerrübe hergestellt, aber die chemische Bezeichnung Rohrzucker trägt. Um deutlich zu machen, daß im Grund kein Unterschied in der Wirkung der verschiedenen isolierten, fabrikmäßig hergestellten Zuckerarten besteht, ist der Sammelbegriff *Fabrikzucker* geschaffen.

Auch der braune Zucker ist ein Fabrikzucker. Er wächst ja nicht auf dem Feld, sondern wird genauso wie jeder andere Fabrikzucker industriell hergestellt. Der Unterschied besteht nur darin, daß er noch etwas Mineralstoffe enthält, die aber in den kleinen Mengen für das Problem des raffinierten Zuckers ohne Belang sind. Der Mensch kann seinen Bedarf an Mineralstoffen leicht durch die Vollkornprodukte und Frischkost dekken. Dazu ist kein brauner Zucker notwendig, der als Konzentrat dieselben schädlichen Wirkungen hervorruft wie der weiße.

Neuerdings wird für das Fabrikzuckerpräparat Sucanat unter der Bezeichnung Vollrohrzucker außerordentlich intensive Werbung gemacht. In den Prospekten wird ebenfalls mit dem Gehalt an Mineralstoffen geworben, der, wie gesagt, ohne Belang ist. Dasselbe gilt für Spuren an Vitaminen. Sucanat wird als naturreiner Vollrohrzucker bezeichnet; so betrachtet, wäre der weiße Zucker ein reineres Naturprodukt, wenn man darunter versteht, daß das ursprüngliche Ausgangsprodukt, die natürliche Rübe, so gereinigt ist, daß sie nur noch aus reinem Zucker besteht, wie etwa reine Seide nur noch Seide ist. Aber daß dies nicht stimmt, sieht man ja daran, daß auf der anderen Seite gerade damit geworben ist, daß das Produkt nicht ganz rein ist, sondern noch *Verunreinigungen* in Form geringer Mineralstoffmengen enthält. Es ist nicht erlaubt, ein Erzeugnis, das durch fabrikatorische Bearbeitung aus einem urspünglichen Naturprodukt als Ausgangsmaterial gewonnen wurde, weiterhin als Naturprodukt zu bezeichnen. Sonst wäre ja der weiße Fabrikzucker das *reinste Naturprodukt.* Denn auch er wird aus einem Lebensmittel, der Rübe, hergestellt. Entgegen der Werbung ist Sucanat natürlich auch nicht imstande, Zahnkaries zu verhüten, genauso wenig wie Honig.

Die Rolle des Honigs

Zahnarzt Dr. J.G. Schnitzer berichtet sehr eindrucksvoll über die karieserzeugende Wirkung von Honig. Er schreibt:

Es gibt sehr viele Menschen, gerade auch in Reformkreisen, die schon jahrelang alle Fabrikzucker und Auszugsmehle streng meiden und trotzdem an teilweise rasanter Zahnkaries leiden. In jedem einzelnen Fall stellte sich dann der Verzehr von Honig oder Trockenfrüchten als Ursache der verbliebenen Kariesanfälligkeit heraus, und in jedem einzelnen Fall kam nach deren Wegfall die Zahnkaries prompt zum Stillstand. In einem Fall hatte es ein Mädchen, Tochter eines Reformhausinhabers, durch vollwertige Ernährung bis zum Alter von 14 Jahren geschafft, gesunde Zähne ohne Karies zu haben. Dann trat plötzlich an zwei Zähnen Zahnkaries auf. Der ratlose Vater kam mit ihr in die Sprechstunde. Nach 10 Minuten war die Ursache gefunden: Das Mädchen hatte des öfteren Rosinen als Schulvesper mitgenommen. Nach Vermeidung dieses Fehlers trat keine weitere Zahnkaries auf.

Die örtliche Schädigung am Zahn ist durch die hohe Zuckerkonzentration im Honig (ca. 75 %) und in den Trockenfrüchten (ca. 40 %) zu erklären. In hoher Konzentration wird der Zahnschmelz, der im wesentlichen aus Kalziumphosphat besteht, aufgelöst. Die Menge des gelösten Schmelzes hängt von der Dauer der Einwirkung ab. Deshalb kann mit klebrigen süßen Gebäkken, gleichgültig ob mit einer Fabrikzuckerart oder Honig gesüßt, besonders leicht Karies entstehen.

Im Falle der Karies kommt es eben nur auf die

Konzentration und die Dauer der Einwirkung an. Bei klebrigen und damit länger haftenden Süßigkeiten ist die Einwirkungsdauer länger als bei Speisen, in denen weißer oder brauner Fabrikzucker (Sucanat besteht zu 88 % aus Rohrzucker!) bzw. Honig gelöst ist wie etwa im Frischkornbrei. Aber selbst dabei ist zu raten, nicht täglich Honig zu verwenden. Der Frischkornbrei kann gut mit süßen Früchten gesüßt werden. Niedrige Zuckerkonzentrationen, wie sie in frischem Obst vorkommen, können keine Karies erzeugen. Aber alles, was konzentrierter ist, entweder durch Trocknen der Früchte oder durch Anreicherung wie bei den Raffinierungsprozessen, ist eine Gefahr für den Zahn.

Sieht man von der rein örtlichen Gefahr des Honigs für den Zahn ab, so könnte man raten, eben jeglichen Fabrikzucker durch Honig zu ersetzen. Wenn schlagartig alle Menschen sich auf Honig umstellten, dann wäre eine drastische Verringerung des Verzehrs von Süßem automatisch die Folge. Denn so viel Honig wie Fabrikzucker ist gar nicht vorhanden. Wird doch in der Bundesrepublik pro Jahr die unvorstellbare Menge von etwa zwei Millionen Tonnen Fabrikzucker vertilgt. Die Umstellung auf Honig würde zwangsweise den Überkonsum an Süßem beseitigen und auf das Maß zurückführen, wie es vor der

Herstellung von Fabrikzucker bestand. Aber dies sind natürlich utopische Gedanken.

Im Gegensatz zu den Fabrikzuckerarten, die nach der Kollath-Tabelle zu den Präparaten gehören, ist der Honig ein Lebensmittel. Er enthält zahlreiche wertvolle Vitalstoffe. Durch Erhitzen werden die Enzyme inaktiviert, weshalb der Genuß von unerhitztem Honig zu empfehlen ist. Von den sogenannten Inhibinen ist bekannt, daß sie eine günstige Wirkung bei der Überwindung von Infekten haben.

Zuckerersatzstoffe

Schließlich kommen als Ersatz für den Fabrikzucker und Honig, etwa beim Zuckerkranken, die Süßstoffe Saccharin und Cyclamat in Frage.

Saccharin ist 450 mal süßer als Zucker, die Cyclamate 35 mal, die neue Gruppe der Aspartame 180 mal.

In der Technik wird unentwegt an der Entwicklung neuer Zuckerersatzstoffe gearbeitet.

Gründliche Untersuchungen der Süßstoffe an verschiedenen Instituten haben auch in Langzeitversuchen ergeben, daß sie in der niedrigen Konzentration, wie sie für das Süßen von Speisen in Frage kommt, unschädlich sind. Selbst in so hohen Konzentrationen, daß sie einem Verzehr von täglich 5 kg Fabrikzucker entsprechen würden, sind keine Schädigungen in Langzeitversuchen an Tieren nachweisbar ganz im Gegensatz zum Fabrikzucker, der schon bei niedrigen Mengen nachweisbare Gesundheitsschäden verursacht. Er ist ja maßgeblich beteiligt an der Entstehung aller ernährungsbedingten Zivilisationskrankheiten.

Professor Yudkin vom ernährungswissenschaftlichen Institut in London sagt in seinem Buch "Süß, aber gefährlich"*): *Hätte irgendeine Substanz auch nur annähernd so schädliche Wirkung wie Fabrikzucker, dann wäre sie schon längst mit einem Bann belegt worden (d.h. verboten).*

Obwohl also gegen die Verwendung der Süßstoffe aus der Sicht der Unbedenklichkeit nichts Nachteiliges vorzubringen ist, ist doch zu empfehlen, sie nur in Ausnahmefällen zu verwenden und nicht als laufenden Zuckerersatz, um von der süßen Geschmacksrichtung wegzukommen. Wie schon gesagt, genügen wenige Wochen, um den Gaumen so umzugewöhnen, daß das durch Gewohnheit unterhaltene Verlangen nach Süßem aufhört.

---

*) bioverlag gesundleben, 8959 Hopferau

Die Zahnkaries, ein frühzeitiges Warnzeichen

Die Zahnkaries nimmt eine Sonderstellung unter den ernährungsbedingten Zivilisationskrankheiten ein. Sie ist ein hervorragender frühzeitiger Anzeiger für die Schädlichkeit der Nahrung. Die Zahnfäule benötigt verhältnismäßig kurze Zeit zur Entstehung; schon in Monaten kann durch Süßigkeiten ein Loch im Zahn entstehen, während alle übrigen ernährungsbedingten Zivilisationskrankheiten erst nach Jahrzehnten in Erscheinung treten.

Man kann also am Gebiß frühzeitig ablesen, ob die Ernährung in Ordnung ist oder nicht. Das Gebiß zeigt auch an, ob später ernährungsbedingte Zivilisationskrankheiten am übrigen Organismus zu erwarten sind.

Man kann eine einfache Regel aufstellen: *Wenn das Kind so ernährt wird, daß keine Zahnkaries auftritt, dann bekommt es auch im späteren Leben keine anderen ernährungsbedingten Zivilisationskrankheiten.*

Diese Regel hat deshalb ziemlich weitgehende Gültigkeit, weil die Hauptverursacher der Zahnkaries, die raffinierten Kohlenhydrate, also die Fabrikzuckerarten und die Auszugsmehlprodukte, eben auch für die anderen ernährungsbedingten Zivilisationskrankheiten verantwortlich sind. Der Unterschied besteht lediglich im Zeitpunkt des Auftretens, da der Fabrikzucker den Zahn zusätzlich durch örtliche Einwirkung schädigt, während die inneren Krankheiten, die durch den Fabrikzucker entstehen, über den Umweg des intermediären Stoffwechsels entstehen.

Über den Zusammenhang zwischen dem Verzehr von Speisen, die Fabrikzucker enthalten, und der Zahnkaries besteht überhaupt kein Zweifel. Daß es trotzdem darüber Diskussionen gibt, hängt nur damit zusammen, daß die Zuckerindustrie die Macht hat, die Bevölkerung durch eine aufwendige Werbung falsch zu informieren und zu verunsichern. Sie setzt dafür ungeheure Summen ein, nicht nur für offene und versteckte Werbung, sondern auch durch Beeinflussung der öffentlichen Meinung über die Massenmedien. Wer Geld hat, hat auch die Macht, *Meinung* zu erzeugen. Wer für den Fabrikzucker schreibt, hat offene Presse; wer auf seine Gesundheitsschädlichkeit hinweist, dem verschließen sich nicht nur alle Türen, sondern er ist auch ständig in der Gefahr, sich vor Gericht rechtfertigen zu müssen. In der Politik werden gesundheitliche Interessen in der Regel wirtschaftlichen Interessen geopfert.

Jeder Wirtschaftszweig hat seine Lobby, nicht aber die Gesundheit.

Da die Werbung der Zuckerindustrie in der Hauptsache in getarnter Form geschieht, erkennt der harmlose Bürger die Empfehlung von Zucker gar nicht als Werbung, sondern nimmt sie als bare Münze, das heißt als echten gesundheitlichen Ratschlag. Diese Irreführung und Verunsicherung der Bevölkerung ist besonders dadurch möglich, daß die Aussagen über den Zucker in ein pseudowissenschaftliches Gewand gekleidet werden. An einem einfachen Beispiel ist dies deutlich erkennbar: Der jahrzehntealte Werbespruch der Zuckerindustrie: *Zucker sparen, grundverkehrt, der Körper braucht ihn, Zucker nährt* wird auch heute noch von vielen als gesundheitlicher Ratschlag aufgefaßt.

Ein weiterer Grund für die erschreckende Unwissenheit der Bevölkerung über die tiefgreifenden Gesundheitsschäden des Fabrikzuckers – wobei das Loch im Zahn noch am leichtesten erkennbar und als Folge von Süßem nachweisbar ist – ist der leidige Umstand, daß die medizinische Wissenschaft sich kaum mit den eigentlichen Krankheitsursachen befaßt und so gut wie gar nicht mit Ernährungsfragen. Auf diese Weise beherrscht die Industrie den Informationsmarkt. Was die Bevölkerung ißt, wird nicht von der Ärzteschaft bestimmt, sondern ist das Produkt der geschickten und unermüdlichen Werbung der mächtigen Nahrungsmittelindustrie. Sie bestimmt, was in den Industriestaaten auf den Tisch kommt, wenn dies auch dem einzelnen nicht bewußt ist.

Die verschiedenen Fabrikzuckerarten – der gewöhnliche Zucker als Rohrzucker, in der Bundesrepublik aus der Zuckerrübe hergestellt, der industriell hergestellte Trauben- und Fruchtzucker – sind, besonders in der Kombination mit Auszugsmehlen, die Verursacher der Zahnkaries. Natürlich hat die Zuckerindustrie allen Grund, von dieser Tatsache abzulenken. Sie tut dies nicht nur mit den erwähnten Methoden pseudowissenschaftlicher Werbung. Sie versucht auch, der Bevölkerung einzureden, die Ursache der Zahnkaries sei ein Mangel an Fluorsalzen (Fluoriden).

Die Zahnkaries ist keine Fluormangelkrankheit

Die Zahnkaries entsteht nicht durch fehlendes Fluor. Man findet im Gegenteil im kariösen Zahn im Vergleich zum gesunden mehr Fluor. Dies beweist, daß die Zahnkaries nicht dadurch entsteht, daß Fluor fehlt, sondern daß der erhöhte Gehalt an Fluor im kranken Zahn ein Hinweis auf ein Krankheitsgeschehen ist. Der Organismus versucht durch Einlagerung von Fluor den durch den Fabrikzucker hervorgerufenen Schaden der Entkalkung abzuwehren, was ihm aber nicht gelingt. Der gesunde Zahn ist durch einen normalen Fluorgehalt gekennzeichnet.

Es kann daher nicht oft genug betont und wiederholt werden, daß die Ursache der Zahnkaries einzig und allein im Verzehr von Fabrikzucker liegt. Aus Gründen der Logik kann nur durch Vermeidung der Ursache, also des Fabrikzukkers, die Zahnkaries verhütet werden, niemals aber durch ein Medikament.

Gegen die unsinnige und wirkungslose Methode der Kariesverhütung mit Fluor muß aber noch aus einem weiteren Grunde mit aller Schärfe Stellung genommen werden. Alle Fluoride sind schwere Gifte, die zahlreiche Gesundheitsschäden hervorrufen, besonders Knochenerkrankungen und Störungen der enzymatischen Stoffwechselvorgänge der inneren Drüsen, vornehmlich der Schilddrüse.

Obwohl vom wissenschaftlichen Standpunkt aus die Verhütung der Karies durch Fluor nicht nur als untaugliche, wirkungslose und gesundheitsgefährdende Methode einwandfrei nachgewiesen ist, wird von bestimmten Wirtschaftskreisen immer wieder versucht, die Fluoridierung durchzusetzen. Es liegt nicht nur im Interesse der Zuckerindustrie, durch Empfehlung von Fluor den eigentlichen Verursacher, den Fabrikzucker, aus der Schußlinie zu nehmen, sondern deren Interessen treffen sich mit denen anderer Industrien.

Bei der Herstellung von Aluminium und Stahl fallen nämlich Fluorsalze als Nebenprodukte an. In den USA wurden eine Zeitlang diese giftigen Fluorsalze einfach in die Flüsse eingeleitet. Als es 1950 im Columbiafluß dadurch zu einem großen Fischsterben kam, wurde diese Einleitung in die Flüsse verboten. Auf der Suche nach anderen Absatzmöglichkeiten wurde dann ein Teil zur Ratten- und Insektenvernichtung verwendet; der restliche Teil wurde unter Mitwirkung des Nationalen Forschungsrats zur Bekämpfung der Zahnkaries eingesetzt. Dies war nur dadurch möglich, daß einer der Anwälte der Aluminium-Company zugleich Direktor des Wohlfahrtsministeriums der USA und der Leiter des Nationalen Gesundheitsdienstes war. Um dies durchzusetzen, wurden Forschungsgelder von der Industrie zur Verfügung gestellt, mit denen *bewiesen* wurde, daß die Fluoridierung unschädlich und gefahrlos sei. Außerdem wurde die Theorie verbreitet, daß die Zahnkaries durch Mangel an Fluor zustandekomme.

Von echter wissenschaftlicher Seite war es aber leicht nachzuweisen, daß alle diese Behauptungen unbewiesene Konstruktionen waren, das heißt, daß die Zahnkaries weder auf Fluormangel beruht, noch durch Fluorzufuhr verhütet werden kann und daß die Fluoride ihre Giftwirkung nicht nur in der Schädlingsbekämpfung zeigen, sondern auch für den Menschen und vor allem für das heranwachsende Kind schädlich sind.

Versuche mit Zusatz von Fluoriden in das Trinkwasser in verschiedenen Gebieten ergaben je nach statistischer Auswertung widersprechende Ergebnisse. Anfangs scheint eine zeitliche Verzögerung des Kariesbefalls aufzutreten. Bei Beobachtung über längere Zeit gleicht sich dies wieder aus, so daß bei Spätuntersuchungen bei 14-jährigen die fluoridierten sogar eine höhere Karieshäufigkeit aufweisen.

Bei einer Fluoridierung des Trinkwassers mit der empfohlenen Dosierung von 1,2 ppm (ein ppm = ein tausendstel Gramm auf 1 Liter) kommt es im Blut zu einer Konzentration von Natriumfluorid von 1 : 30 Millionen. In dieser Konzentration sind deutliche Schädigungen der Zellen nachweisbar. Es erfolgt eine Verlangsamung der normalen Aktivitäten. Die Mitochondrien im Zellkörper schwellen auf, das Material im Zellkern verdichtet sich; die Zellmembran schwillt an, wodurch die Nährstoffaufnahme in die Zelle erschwert wird. Der Pharmakologe und

Toxikologe Professor Steyn wies schon bei einer Fluoridkonzentration im Trinkwasser von 2,6 ppm an bei Kindern schwere Knochenfluorosen nach. Es kommt dabei zu Erweichungen und Verbiegungen der Beinknochen.

Hinter der Empfehlung von Fluoriden zur Kariesbekämpfung stehen also rein wirtschaftliche Interessen. Den Vorwand, daß dies im Interesse der Gesundheit geschähe, muß man vom ärztlichen Standpunkt aus als skandalös bezeichnen. Daß von gewissen Kreisen der Zahnärzteschaft trotzdem für Fluoridierung eingetreten wird, beruht teils auf Unwissenheit, teils auf Glauben an die Fehlinformation durch die Zucker- und Fluorindustrie, die eben über die finanziellen Mittel verfügen, *Meinung zu machen.* Wir begegnen also auch auf dem Gebiet der Zahnkaries dem Prinzip, daß wirtschaftliche Interessen mehr Durchschlagskraft haben als gesundheitliche. Auch hier zeigt sich wieder: Gesundheit hat keine Lobby.

Das gefährliche Verfahren der Trinkwasserfluoridierung scheiterte zum Glück für die deutsche Bevölkerung an dem Widerstand der Wasserwerke, die aus technischen Gründen eine entsprechende und gefahrlose Einschleusung von Fluoriden in das Trinkwasser für nicht durchführbar hielten.

Wenn man aber bedenkt, daß nur ein Bruchteil des Wassers für Trinkzwecke verwendet wird, der weitaus größte Teil für Brauchzwecke, so zeigt sich schon das Unsinnige dieses Vorhabens. Auf die Dauer würde natürlich die gesamte Umwelt durch die ständige Zufuhr von Fluor über das Wasser mit Fluoriden so angereichert, daß eine Vergiftung des gesamten ökologischen Raums, der Pflanzen- und Tierwelt und am Ende der Kette auch des Menschen, resultieren würde. Weiter ist zu bedenken, daß die Zufuhr der Flüssigkeitsmenge bei den einzelnen Menschen sehr verschieden ist. Schon deshalb wäre es ganz unmöglich, den Fluorgehalt im Trinkwasser so zu dosieren, daß eine Überdosierung ausgeschlossen wäre.

Besonders grotesk erscheint aber überhaupt der Gedanke, das Trinkwasser zum Träger eines (giftigen) Arzneimittels zu machen. Wenn man diesen Gedanken grundsätzlich bejaht, könnte man ja zu der einfachen Methode kommen, morgens dem Trinkwasser ein coffeinhaltiges Medikament zuzusetzen, mittags zur Verhütung von Infektionskrankheiten ein Antibiotikum, abends ein Schlafmittel und zweimal wöchentlich ein Schwangerschaftsverhütungsmittel. Chlor ist ja sowieso schon drin.

Nachdem die Gefahr der Trinkwasserfluoridierung abgewendet war, kam die Werbung für Fluorzusatz in das Kochsalz, die Milch und in Zahnpasta. Jetzt wird besondere Werbung gemacht für Fluortabletten, die in der Schule und in Kindergärten ausgegeben werden sollen. Aus den genannten Gründen ist diese Aktion ebenso abzulehnen, wie die Trinkwasserfluoridierung, nicht nur wegen der Schädlichkeit bei langzeitiger Anwendung, sondern vor allem, um die Bevölkerung nicht in dem irrigen Glauben zu lassen, jetzt könnten die Kinder ruhig Süßigkeiten bekommen, sie wären ja durch ein Medikament vor Karies geschützt.

Zähneputzen reicht nicht aus, um Zahnkaries zu verhüten

Dasselbe gilt für die falsche Vorstellung, man könnte durch Zähneputzen Zahnkaries vermeiden. Auch hinter dieser Empfehlung steckt der Wunsch, die Gefährlichkeit der Süßigkeiten zu bagatellisieren und die Vorstellung zu erwecken, man könnte durch Zähneputzen die schädliche Wirkung des Fabrikzuckers auf den Zahn aufheben. Vor 100 Jahren gab es keine Zahnbürsten, und es gab auch praktisch keine Zahnkaries.

Es ist deshalb unehrlich (Werbung!), das Problem so darzustellen, als wäre die Zahnkaries heute deshalb zur Volksseuche geworden (98 %

der Kinder sind heute von Zahnkaries befallen), weil die Kinder sich nicht bzw. nicht genügend die Zähne putzen. Auch hinter dieser von Interessengruppen gelenkten Meinungsbildung steckt nur das Bestreben, daß die wahren Ursachen der Zahnkaries möglichst wenig erwähnt werden.

Das Fluorproblem wurde etwas ausführlicher dargestellt, damit der manipulierte Bürger imstande ist, sich selbst ein Urteil zu bilden.

Der Hinweis, daß das Zähneputzen die Schäden nicht verhüten kann, soll dafür sorgen, daß die Akzente richtig gesetzt werden. Es soll damit natürlich nichts gegen das Zähneputzen überhaupt gesagt sein. Es hat seine Berechtigung aus hygienischen Gründen, vor allem bei älteren Menschen, die infolge jahrzehntelanger Zivilisationskost an Parodontose leiden, die oft mit üblem Mundgeruch verbunden ist. Selbstverständlich kann auch empfohlen werden, nach einer klebrigen Süßigkeit (Kuchen) die Zahnbürste zu benützen, um die Einwirkungsdauer der zuckerhaltigen Speisen auf die Zähne zu verkürzen.

Es ist auch falsch, das Kind durch häufiges Zähneputzen zum *Gesundheitsfanatiker* zu erziehen. Damit wird von wahren Ursachen abgelenkt. Wenn das Kind im zweiten oder dritten Lebensjahr lernt, sich vor dem Schlafengehen einmal die Zähne zu putzen, genügt das vollauf – vorausgesetzt, daß eine vitalstoffreiche Vollwertkost als normaler Essensplan eingehalten wird. Es ist dann darauf zu achten, daß die Speisereste von den Zähnen mit nicht zu weicher Zahnbürste und klarem Wasser entfernt werden. Zahnpasten sollten auf keinen Fall Penicillin oder antimikrobielle Zusätze sowie Fluor enthalten. In Reformhäusern und Naturkostläden gibt es schon eine gute Auswahl von natürlichen Zahnpflegeprodukten.

Das Gebiß als Gradmesser allgemeiner Gesundheit

Wie aus der Abhandlung über die Zahnkaries hervorgeht, kann man am Zustand des Gebisses auf einfachste Weise ohne umständliche und kostspielige Untersuchungsmethoden in Sekundenschnelle ablesen, wie in der Vergangenheit die Nahrung des betreffenden Menschen beschaffen war. Ein kurzer Blick in den Mund genügt. Dies gilt aber nicht nur für die Zahnkaries, sondern im selben Maß für zwei andere Erkrankungen des Gebisses, die Parodontose und die Gebiß- und Kiefermißbildungen, die sich in Unregelmäßigkeiten der Zahnstellung äußern.

Die Parodontose

Die Parodontose ist die Bezeichnung für Erkrankungen des Gewebes, das den Zahn umgibt (para = neben; odos = der Zahn), d.h. der Schleimhaut, des Bindegewebes und des Kieferknochens. Die Parodontose setzt jahrzehntelange Mindederernährung voraus. Im Kindesalter ist sie deshalb noch nicht erkennbar. Die Ernährung des Kindes ist aber entscheidend für die Verhütung dieser Erkrankung. Gewöhnlich benötigt sie etwa 30 Jahre; tritt also kaum vor dem 30. Lebensjahr in Erscheinung.

Sie beginnt mit scheinbar ganz harmlosen Veränderungen der Mundschleimhaut; das Zahnfleisch ist etwas geschwollen und blutet leicht. Später schwindet allmählich der Knochen, in dem der Zahn sitzt, so daß der Eindruck entsteht, als werde der Zahn länger. Im Endstadium sitzt der Zahn nur noch einige Millimeter im Kiefer, wackelt und fällt schließlich aus. Manche Zahnlosen rühmen sich, ihre Zähne seien aber ganz gesund gewesen, als sie ausfielen. Sie haben recht, der Zahn selbst war gesund, aber der Kiefer und der umgebende Bandapparat, mit dem der Zahn wie in einem Gelenk im Kiefer festgehalten wird, ist aufs schwerste degeneriert, eine reine Folge langer Fehlernährung, die in der Kindheit beginnt. Für die Verhütung der Parodontose ist also die Ernährung in der Kindheit entscheidend.

Die Unregelmäßigkeiten der Zahnstellung

Während für die Entstehung der Zahnkaries und Parodontose die Ernährung des betreffenden Menschen selbst verantwortlich ist, liegt die Ursache für die Kiefermißbildungen und unregelmäßigen Zahnstellungen in der Ernährung der Vorfahren. Die zivilisatorische minderwertige Ernährung der Eltern bzw. der Großeltern führt zu einer degenerativen Veränderung des Ober- und Unterkiefers, vor allem zu einer Verschmälerung der Zahnbögen. Die kleinen Zähne des Milchgebisses haben meist noch genügend Platz, so daß am Kindergebiß noch alles in Ordnung zu sein scheint. Wenn aber die breiteren bleibenden Zähne erscheinen, haben sie in dem zu engen Kiefer nicht genügend Platz, so daß sie sich seitlich drehen, schräg stellen oder sich sogar ein Zahn vor oder hinter seinen Nachbarzahn stellen muß. Diese entstellenden Gebißanomalien treten also erst in dem Alter auf, in dem sich das bleibende Gebiß entwickelt, so etwa vom 10. Lebensjahr an.

Die erschreckende Bilanz, daß heute kaum mehr ein Mädchen oder Junge im Alter von 18 Jahren einen schönen ebenmäßigen Zahnbogen hat, ist der Ausdruck dafür, daß wir bereits in der dritten Generation leben, die eine zivilisatorische minderwertige Nahrung verzehrt. Die meisten Eltern der jetzt lebenden Kinder haben selbst schon unregelmäßigen Zahnstand als Erbe ihrer minderernährten Eltern. Da aber auch das Ausmaß der minderwertigen zivilisatorischen Nahrung von Jahrzehnt zu Jahrzehnt zunimmt, erkennbar an dem ständig steigenden Anteil fabrikatorisch vorgefertigter Nahrung, steigt auch entsprechend die Anzahl der Kinder, die kieferorthopädische Maßnahmen benötigen.

Wie aus den erwähnten Pottenger'schen Katzenversuchen hervorgeht, sind Kieferanomalien in die Erbmasse eingegangen. Das bedeutet, daß die kommenden Generationen weiterhin diese veränderten Zahnstellungen aufweisen werden, auch wenn mehrere Generationen bereits wieder eine naturbelassene Nahrung zu sich nehmen würden. Da aber eine Umkehr angesichts des Glaubens an den Segen des technischen Fortschritts sehr unwahrscheinlich ist, ist schon in nächster Zukunft mit einer exponentiellen Zunahme der degenerativen Schäden der zivilisierten Menschen zu rechnen. Denn das Gebiß ist lediglich ein Anzeiger für die fortschreitende Degeneration der übrigen Organsysteme. Ein Beispiel ist die Zunahme der degenerativen Erkrankungen im Bewegungsapparat. Man spricht von 18 Millionen Rheumakranken in der Bundesrepublik. Es werden heute kaum mehr Kinder geboren, die nicht durch die Fehlernährung, die vor zwei bis drei Generationen begonnen hat und rapide fortschreitet, vorgeschädigt sind.

Schon vor 60 Jahren, im Jahre 1923, hat der amerikanische Zahnarzt Weston Price auf Grund gründlicher weltweiter Untersuchungen an primitiven und zivilisierten Völkern gezeigt, wie schon in der zweiten Generation nach Aufgabe der überlieferten Primitivkost sich Unregelmäßigkeiten der Gebißbildung zeigten, denen bis dahin unbekannte Konstitutionsverschlechterungen parallel gingen. Albert von Haller hat darüber in seinem eindrucksvollen Buch "Gefährdete Menschheit" berichtet.

Wichtige Themen – kurz besprochen

Die Bedeutung des Säure-Basen-Gleichgewichts

Die Grundprinzipien einer vitalstoffreichen Ernährung, die, von Kindheit an durchgeführt, eine Garantie bietet, von ernährungsbedingten Krankheiten verschont zu bleiben, sind verhältnismäßig leicht zu begreifen. Die Hindernisse kommen immer von außen, indem die Menschen verunsichert werden durch zahlreiche Diätformen, die auf einseitigen Betrachtungsweisen und laienhaften Vorstellungen von medizinischen Laien beruhen.

Zu einer solchen einseitigen Auffassung vom Krankheitsgeschehen gehört auch die säurefreie Ernährung, die sog. Anti-acid-Methode. Sie ist zwar gut gemeint, bei Anlegen wissenschaftlicher Maßstäbe jedoch nicht haltbar. Ursprünglich ist sie von Kapff entwickelt und empfohlen. Sie spukt heute noch in den Köpfen vieler *Ernährungsapostel* und zeigt stellenweise Auswüchse derart, daß manche Vertreter behaupten, *alle* Krankheiten beruhten auf Übersäuerung des Organismus. So ausgedrückt, ist dies unhaltbar und beruht auf einigen grundsätzlichen Mißverständnissen.

Zunächst ist es vom wissenschaftlichen Standpunkt aus nicht möglich, überhaupt von einer Übersäuerung des Organismus im allgemeinen zu sprechen, da man differenzieren muß, ob das Gewebe, das Blut, der Urin oder der Speichel gemeint ist. Hat z.B. das Blut einen niedrigen pH-Gehalt, d.h. ist das Blut etwas nach der sauren Seite hin verschoben, so findet man entsprechend das Gewebe weniger sauer, also alkalischer; der pH-Wert liegt etwas höher, d.h. nach der basischen Seite verschoben. Andererseits kann man aus einem sauren Urin nicht schließen, daß entweder das Gewebe oder das Blut sauer ist, sondern man kann auch den gegenteiligen Schluß daraus ziehen, daß der Organismus die Säuren ausscheidet und deshalb im Körper wenig Säuren sind. Dasselbe gilt entsprechend für den Speichel.

Außerdem ist es nicht erlaubt, pauschal von Übersäuerung zu sprechen. Man muß genau differenzieren, welche Säuren im einzelnen gemeint sind. Wir haben im Organismus ein Puffersystem für den Säure-Basen-Ausgleich in der Kohlensäure, die zwar Säure heißt, aber genauso zu den Basen gerechnet werden kann. Deshalb wirkt die Kohlensäure als Puffersystem und regelt über die ständige Atmung das Säure-Basen-Gleichgewicht. Wenn der Schöpfer solche Mechanismen nicht geschaffen hätte, müßten wir jeden Tag mehrfach sterben.

In Laienkreisen findet man außerdem häufig die Vorstellung, daß die *Übersäuerung* durch zu viel Harnsäure bedingt sei. Dies gilt nur für den Sonderfall der Gicht, bei der es sich tatsächlich um eine Harnsäurevermehrung handelt, entweder durch eine wenig therapeutisch beeinflußbare Stoffwechselstörung (etwa zu vergleichen mit der Zuckerkrankheit als Störung des Kohlenhydratstoffwechsels) oder durch eine vermehrte Erzeugung von Harnsäure durch Fehlernährung oder durch verringerte Ausscheidung der Harnsäure.

Der größte Teil der ernährungsbedingten Zivilisationskrankheiten wird – wie mehrfach dargestellt – gar nicht als ernährungsbedingt erkannt. Die Folge dieser Unwissenheit ist, daß nach allen möglichen Ursachen gesucht wird. Eine solche Scheinursache ist auch die Annahme einer hypothetischen *Übersäuerung*. Dabei handelt es sich aber um einen völlig laienhaften verschwommenen Begriff, der konkret exakt nicht erfaßbar ist.

Ein weiteres großes Mißverständnis in bezug auf den Säure- und Basenhaushalt liegt in falschen Schlußfolgerungen aus den wissenschaftlichen Forschungsergebnissen von Ragnar Berg.

Man kann bekanntlich die Nahrungsmittel einteilen in basen- bzw. säureüberschüssige. Es ist aber nicht so, daß man dies daran erkennen kann, ob ein Nahrungsmittel sauer schmeckt oder nicht. So kann z.B. saures Obst basenüberschüssig sein, obwohl es Obstsäuren enthält, während Fleisch, das doch nicht sauer schmeckt, stark säurebildend ist. Gemüse ist basenüberschüssig, aber an sich selbst nicht alkalisch. Eine biologisch vollwertige frischkostreiche Nahrung ist immer basenüberschüssig, da sie ja das säurebildende Fleisch nicht enthält. Die Heilwirkung der Frischkost, wie sie als erster bekanntlich Bircher-Benner erkannt hat, beruht aber nicht auf dem Basenüberschuß, sondern darauf, daß sie noch eine lebendige Nahrung ist, die sämtliche Vitalstoffe in einem richtigen Verhältnis enthält, mit der natives, d.h. nicht denaturiertes Eiweiß zugeführt wird.

Zusammenfassend kann man sagen, wer sich mit einer vitalstoffreichen Vollwertkost ernährt, braucht sich um das Säure-Basen-Gleichgewicht überhaupt nicht zu kümmern.

Der Bedarf an Eisen

Bei der Abhandlung medizinischer Fragen wird in der Laienpresse immer wieder behauptet, nur Fleisch und Leber seien ausreichende Eisenspender, nicht jedoch Gemüse und Obst. Diese Meinung wird oft auch damit begründet, daß Fleisch zweiwertiges Eisen enthalte, welches der Körper leicht verwenden könne, während Obst und Gemüse dreiwertiges Eisen liefern, das für den Körper schlecht verfügbar sei. Dies führt zu dem Schluß, daß der Vegetarier mit Eisen unterversorgt sei. Da der Bedarf an Eisen in Zeiten des Wachstums, in der Schwangerschaft, in der Stillzeit und während der Periode der Frau erhöht ist, wird diesen Personen besonders Angst gemacht, sie bekämen eine Blutarmut, wenn sie kein Fleisch äßen.

In Wirklichkeit ergeben aber die Blutuntersuchungen bei stillenden und schwangeren Frauen, die sich mit einer vitalstoffreichen Vollwertkost ohne Fleisch ernähren, daß ihr Gehalt an Blutfarbstoff (Hämoglobin) und die Zahl der roten Blutkörperchen meist über dem Durchschnitt liegen; das heißt, daß ihr Blutbild besser ist als bei Frauen, die sich mit der wertarmen üblichen Zivilisationskost ernähren. Hier stehen Fakten gegen Behauptungen. Dasselbe gilt natürlich genauso für Frauen, die nicht schwanger sind, nicht stillen, und für Männer, die sich mit vitalstoffreicher Vollwertkost ernähren.

Diesen angsterzeugenden Behauptungen liegt auch unausgesprochen die Vorstellung zugrunde, daß Schwangerschaft und Stillen etwas Belastendes wären, während diese Zustände doch Phasen höchster Entfaltung der Frau sind; sie entsprechen der Blütezeit einer Pflanze oder eines Baumes. In der Schwangerschaft liegt keine Bedrohung; eine Bedrohung kommt nur durch die Fehler zustande, die der Mensch macht.

Was nun das Eisen betrifft, so ist es völlig ohne Belang, ob im Fleisch mehr Eisen ist als in manchen Pflanzenteilen. Von Wichtigkeit ist nur, ob der Mensch das Eisen verwerten kann oder nicht. Ein gesunder Mensch und ein Vegetarier, der sich richtig ernährt, benötigt natürlich weder dreiwertiges noch zweiwertiges Eisen. Als Medikament ist zweiwertiges Eisen (Ferro-Präparat) vorteilhafter; aber auch dreiwertiges Eisen kann verwendet werden. In den Pflanzen liegt das Eisen in komplexen Verbindungen vor.

Nur nebenbei sei vermerkt, was sich inzwischen wohl schon herumgesprochen hat, daß der Spinat nicht eisenhaltiger ist als andere Gemüse.

Zum besseren Verständnis sei als Parallele auf das Calcium hingewiesen. An dem klassischen Beispiel der Rachitis kann man sehen, daß es nicht auf die Menge von Calcium ankommt, die zugeführt wird, sondern auf die Verwertbarkeit. Das heißt, einem rachitischen Kind kann man riesige Mengen Calcium zuführen, die völlig ohne Wirkung bleiben, wenn zum Beispiel Vitamin D fehlt. Sowohl in der Calcium-, wie in der Eisenfrage ist also nicht die Quantität entscheidend, sondern die Verwertbarkeit, die abhängig ist von der Zusammensetzung der übrigen Nahrung. Bei einer vitalstoffreichen Vollwertkost, die alle notwendigen Vitalstoffe enthält, braucht man sich um Details wie genügend Eiweiß, Eisen, Calcium, Magnesium, Kalium usw. nicht zu kümmern.

Keine Angst vor Schimmelpilzen

Sie brauchen sich vor Schimmel nicht zu fürchten. Unter den echten Krankheitsursachen spielt der Schimmel eine so unwesentliche Rolle, daß er für die Entstehung von Krankheiten, insbesondere Krebs, überhaupt keine Rolle spielt. Auch die Angstmacherei vor Schimmelpilz in der Tagespresse erklärt sich damit, daß die traditionelle medizinische Wissenschaft sich, so unverständlich es sein mag, mit echten Krankheitsursachen nicht beschäftigt. Sie steht daher der großen Zahl der echten ernährungsbedingten Zivilisationskrankheiten ohnmächtig und fassungslos gegenüber.

In Unwissenheit über die wahren Ursachen erfindet sie Scheinursachen wie Verschleiß oder Alter oder sie erhebt Krankheitssymptome wie erhöhten Blutdruck oder fehlerhafte Zusammensetzung des Blutes zu Krankheitsursachen; oder sie spielt Unwesentliches hoch. Sie ist daher froh, wenn sie durch Hinweis auf die angebliche Gefährlichkeit von Schimmel den Eindruck erwekken kann, als setze man sich für das Wohl des Volkes ein, während die wahren Gefahren für die Volksgesundheit durch industriell veränderte Nahrungsmittel und die Vergiftung unseres Lebensraums durch Radioaktivität und unzählige andere Schadstoffe bagatellisiert, abgestritten oder verschwiegen werden.

Die meisten Schimmelarten sind harmlos und bedeuten für die Gesundheit keine Gefahr. Besonders bekannt geworden ist der Schimmelpilz Penicillium notatum, aus dem ursprünglich das Penicillin gewonnen wurde. Der Arzt Fleming hatte beobachtet, daß das Wachstum bestimmter Bakterien in der Umgebung von Schimmelpilzen gehemmt wurde. Dies führte zur Verwendung von Penicillin bei bestimmten Infektionskrankheiten.

Es gibt Schimmelarten, die Aflatoxine erzeugen, die giftig sind und zu den kanzerogenen (krebserzeugenden) Substanzen zählen. Sie finden sich zum Beispiel in verdorbenen Paranüssen, die aber wegen ihres scheußlichen Geschmacks ungenießbar sind und deshalb praktisch keine Gefahr darstellen.

Es ist auch wichtig zu wissen, daß der Schimmel im Brot keine Aflatoxine enthält und ebenso harmlos ist wie Delikateß-Schimmelkäse (Gorgonzola, Roquefort usw.).

Eine besonders üble Kampagne wurde vor Jahren gegen den wichtigen Frischkornbrei nach Kollath geführt, indem behauptet wurde, es entwickelten sich in ihm gefährliche Bakterien und Schimmelpilze. Einige Journalisten spielten dies zur Sensation hoch, indem sie das beliebte Krebsgespenst an die Wand malten.

So erschien z.B. folgender Bericht in mehreren Zeitungen:

> **Einweichen erzeugt Gift in Nahrung**
> Sogar tödliche Folgen
> GA Köln - Wenn Lebensmittel - besonders Körner und Haferflocken - über Nacht in Wasser eingeweicht werden, können sich lebensgefährliche Bakterienkulturen bilden. Zu diesem alarmierenden Ergebnis kommt - wie berichtet - eine Untersuchung des Ernährungswissenschaftlers Professor Ludwichowski von der Fachhochschule Niederrhein in Mönchengladbach. Der Genuß solcher Nahrungsmittel könne sogar zum Tode führen, warnt Ludwichowski. Magen- und Darmerkrankungen seien auf jeden Fall so gut wie sicher.

Die Auswirkung solcher verantwortungsloser Sensationsmeldungen zeigte sich in einer Flut von Zuschriften von Menschen, die bestätigten, daß sie durch den Frischkornbrei ihre Gesundheit wiedergewonnen hatten und ihn seit vielen Jahren mit Erfolg genossen; und die gleichzeitig mitteilten, daß sie aufgrund der Meldung natürlich sofort vom weiteren Verzehr des Frischkornbreis Abstand genommen hätten. Aus den damaligen Richtigstellungen sei einiges zitiert:

Den 9-monatigen *Labor*untersuchungen, auf die sich die Presse bezog, stehen 30-jährige praktische Erfahrungen am Kranken in Klinik und Sprechstunde gegenüber: Mehr als 25 000 Patienten genießen über lange Zeit den eingeweichten Frischkornbrei nach Professor Kollath und haben damit - im Zusammenhang mit einer vitalstoffreichen Vollwertkost - Heilung von jahrelang ungeheilten Erkrankungen erfahren bzw. einen Stillstand vorher fortschreitender Erkrankungen erzielt. Eine Gesundheitsschädigung wurde in keinem einzigen Fall beobachtet. Dieselben Beobachtungen haben eine große Zahl von Ärzten gemacht, die praktische Erfahrungen in der Bekämpfung ernährungsbedingter Zivilisationskrankheiten haben.

Es ist wissenschaftlich eindeutig erwiesen, daß Bakterien keinen Krebs erzeugen. Wer durch diese Behauptung Angst erzeugen will, handelt im höchsten Maße unverantwortlich.

Die überall vorkommenden Staphylokokken erzeugen nur dann eitrige Entzündungen, wenn der Mensch durch Mangelernährung oder durch Lebensbelastung in seiner Widerstandsfähigkeit geschwächt ist. Genießt er eingeweichte Körner, wird er zunehmend gegen Infekte gefeit.

Unerhitzte Getreidegerichte sind nicht nur die beste Vorbeugung gegen Infekte, sondern auch gegen alle ernährungsbedingten Zivilisationskrankheiten wie Paradontose, Gelenkerkrankungen, Wirbelsäulenschäden, Rheuma, Arthrosen, Gicht, Lebererkrankungen, Zuckerkrankheiten, Fettsucht, Herzinfarkt, Thrombose und anderes mehr.

Die Angstmacherei vor Bakterien und Schimmel paßt in unsere *schizophrene* Zeit: Harmlose Bakterien werden dem Bürger als Schreckgespenst an die Wand gemalt, aber die Vergiftung unserer Umwelt durch radioaktive Substanzen aus Atomkraftwerken, durch giftige Abgase aus Motoren und die Gesundheitsschädigung durch gifthaltige Nahrungsmittel werden bagatellisiert, und für gesundheitsschädigende Genußmittel wird Werbung gemacht.

Nach Professor Mommsen sind Bakterien Gesundheitserreger. Die Zufuhr lebendiger Bakterien ist für viele Ärzte ein bedeutendes Heilmittel.

Ohne Bakterien wäre ein Leben auf dieser Erde nicht möglich. Sie stellen eine Art Gesundheitspolizei und einen bedeutenden Auslesefaktor dar, indem sie das nicht mehr Lebensfähige vernichten.

Professor Pettenkofer schluckte vor einem Gremium von Wissenschaftlern eine Reinkultur von Choleraerregern und blieb gesund.

Im Speichel der Mundhöhle finden sich in jedem ccm Milliarden von Bakterien. Trotzdem küssen sich Menschen ohne Infektionsfolgen (da sie es nicht wissen).

Bei jeder Nahrungsaufnahme werden Milliarden von Bakterien geschluckt, nach einer halben Stunde ist der Mageninhalt jedoch steril, weil die Verdauungssäfte die Bakterien töten.

Der Dünndarm ist immer keimfrei, auch wenn Bakterien in der Nahrung enthalten sind. Verdauungssäfte verdauen nicht nur die Nahrung, sondern auch die Bakterien.

In jedem Wasser, das bei Zimmertemperatur 12 Stunden steht, vermehren sich Bakterien, nicht nur im eingeweichten Körnerbrei. In viel stärkerem Maße findet dies z.B. bei der Milch statt. Eine Warnung vor dem Genuß von Milch wäre daher viel berechtigter. Grundsätzlich müßte aber vor jeder Nahrungsaufnahme gewarnt werden, da die Speisen Bakterien enthalten.

Es ist daher eine böse Täuschung der Bevölkerung, wenn der Eindruck erweckt wird, nur in eingeweichten Körnern seien Bakterien und Schimmel.

Es ist wissenschaftlich gesichert, daß Staphylokokken keine Leberschädigung erzeugen. Leberschädigungen entstehen durch Gifte und Medikamente. Die Leber ist für Virusinfektionen nur bei vitalstoffarmer Ernährung anfälliger, vor allem durch den Genuß von Fabrikzucker und Auszugsmehlen. Das beste Vorbeugungsmittel gegen Virusinfektionen der Leber sind eingeweichte Körner, da sie die Widerstandskraft des Organismus gegen Viren stärken.

Falls durch eingeweichte Körner Infektionen entstehen könnten, wäre gerade dann die Krebsgefahr besonders gering, da Menschen, die Infekte durchmachen, besonders selten Krebs bekommen.

Infektionen schließen Krebs sozusagen aus. Deshalb ist die Erzeugung von künstlichem Fieber eine wichtige Waffe gegen den Krebs.

Bei der Behauptung, eingeweichtes Getreide könnte tödliche Folgen haben, betreten wir das Gebiet, wo der Staatsanwalt zuständig ist.

Wissenswertes über Cadmium

Auf derselben Linie liegt die Warnung vor Frischkornbrei und Vollkornprodukten mit der Begründung, daß Cadmium sich in den Randschichten des Korns anreichert. Warum wird aber nur vor dem Verzehr der für die Gesundheit so wichtigen Vollkornprodukte gewarnt, während es viel wichtiger wäre, dem Volk mitzuteilen, daß Cadmium sich vornehmlich in Leber und Niere der Schlachttiere anreichert, die den höchsten Cadmiumgehalt aufweisen.

Cadmium wird in der Industrie für vielfältige Zwecke verwendet, für Galvanisierungsprozesse, als Farbpigment zum Färben von Kunststoffen im Farbbereich von gelb nach rot bis braun, bei der Herstellung von Batterien aller Art, bei der Produktion von PVC–Kunststoffen, als Baumaterial in der Elektronik usw. Jährlich werden rund 20 000 Tonnen dieses Schwermetalls weltweit gefördert und davon allein 2 500 Tonnen in der Bundesrepublik verbraucht. Da Cadmium zu den leichtflüssigen Schwermetallen gehört, wird es bei der Müllverbrennung in die Atmosphäre geblasen und belastet die gesamte Umwelt. Das geringste Aufnahmevermögen an Cadmium in Lebensmitteln haben Milch und Früchte (0,001 bis 0,1 mg/kg), die höchsten Werte finden sich in den Innereien der Schlachttiere.

Laut Weltgesundheitsorganisation darf eine Rinderniere höchstens 0,5 mg Cadmium pro kg beinhalten. Den Tagesgrenzwert für den Menschen legt die WHO mit 0,07 mg Cadmium fest, das heißt, in der Woche darf der Mensch nicht mehr als 0,5 mg Cadmium zu sich nehmen. Es reichen aber bereits 200 g Schweine- oder Rindernieren aus, um mehr als das Doppelte der von der WHO zugelassenen Menge Cadmium mit zu verspeisen. 1 mg/kg Cadmium in Rinder- und Schweinenieren ist nicht selten, bei Stichproben fanden sich sogar Höchstwerte von 10 mg pro kg.

Auch das Cadmium-Beispiel zeigt, daß die Vergiftung unserer Umwelt einseitig dazu benützt wird, nur vor dem Verzehr gesunderhaltender Lebensmittel zu warnen, während die höhere Gefahr durch den Verzehr von Schlachttierinnereien verschwiegen wird.

Dieses merkwürdige Vorgehen ist nur verständlich, wenn man berücksichtigt, daß es viele Interessengruppen gibt, denen gesunde Lebensführung ein Dorn im Auge ist. Menschen, die sich für die Erhaltung ihrer Gesundheit verantwortlich fühlen und gesundheitsbewußter leben als der Durchschnitt, werden häufig mit dem abfälligen Begriff *Gesundheitsapostel* lächerlich gemacht. Da das Vollgetreide in der gesunden Ernährung eine zentrale Rolle spielt, ist es für den

Gegner ein besonders häufiges Angriffsziel. So wird Cadmium benützt, um vor Vollkornprodukten zu warnen, anstatt aus der Vergiftung unserer Umwelt mit Cadmium, Schwermetallen, Radioaktivität usw. die Forderung abzuleiten, Gesetze zu schaffen, die solche Vergiftungen unterbinden. Im technischen Zeitalter wird aber als selbstverständlich vorausgesetzt, daß die Vergiftung unseres Lebensraums nicht zu vermeiden ist und die Bevölkerung sich damit abzufinden habe. Mit derselben Logik müßte man raten, das Atmen zu unterlassen, weil die Luft vergiftet ist.

Diese Beispiele zeigen, daß eine grundsätzliche Hilfe von oben, das heißt von den verantwortlichen Stellen, aus politischen Gründen nicht zu erwarten ist. Eine Änderung kann nur von der Basis her auf Verlangen großer Teile der Bevölkerung selbst erreicht werden. Dazu ist ein Zusammenschluß aller, die sich nicht nur für das Schicksal ihrer Kinder, sondern weitschauend für die kommenden Generationen und für die Erhaltung des Lebens auf dieser Erde überhaupt verantwortlich fühlen, in einer großen Volksbewegung nötig, wie sie zum Beispiel der Weltbund zum Schutze des Lebens anstrebt.

Gedanken über den Spinat

Auch das Thema Spinat wird zur Verunsicherung der Bevölkerung immer wieder benützt. Es wird vor dem Verzehr des Spinates überhaupt, besonders aber des aufgewärmten, gewarnt. Richtig wäre, darauf hinzuweisen, daß die Bevölkerung Erzeugnisse aus konventionellem landwirtschaftlichen Anbau, in dem mit Nitratdündung gearbeitet wird, boykottieren, d.h. nicht kaufen sollte.

Dies gilt nicht nur für den Spinat, sondern für jedes Gemüse. Die Gesundheitsgefährdung bei dem nitratgedüngten Spinat ist besonders offensichtlich und bekannt. Die Gefahr besteht darin, daß Nitrat in Nitrit verwandelt und im menschlichen Organismus sich Nitrosamine bilden, die nachweislich zu den krebserzeugenden Substanzen zählen.

Also nicht eine Warnung vor Spinat ist notwendig, sondern eine Vermeidung des Verzehrs falsch gedüngten Spinats. Ein im eigenen Garten gezogener Spinat, der nicht auf einem mit Kunstdünger behandelten Boden gewachsen ist, kann natürlich unbedenklich aufgewärmt verwendet werden.

Aufruf zum organisierten Zusammenschluß aller Gesundheitsbewußten

Der einzelne kann auf mehrfache Weise dazu beitragen, daß die Vergiftung unserer Umwelt eingedämmt wird. Er kann die Erzeugnisse aus konventionellem Anbau meiden und sich um solche aus organischem Landbau bemühen. Je mehr Menschen dies tun, d.h. je größer die Nachfrage nach Erzeugnissen aus biologisch bewirtschafteten Betrieben ist, um so mehr Landwirte und Gärtner werden sich darauf umstellen. Eine weitere wirksame Methode liegt in dem Zusammenschluß aller Gesundheitsbewußten in einer überparteilichen, überkonfessionellen und übernationalen Organisation, die sich für die gemeinsamen Ziele einsetzt.

Die Macht der Schadindustrien, denen es nur um finanziellen Gewinn geht, ist außerordentlich groß. Sie nehmen nicht nur entscheidenden Einfluß auf die verantwortlichen politischen Stellen, sondern sie beherrschen auch die Massenmedien. Der einzelne ist dagegen macht- und wehrlos und ist gezwungen, sich der Massenvergiftung auszusetzen.

Eine Abhilfe und ein entsprechendes Gegengewicht kann nur durch eine große Organisation erreicht werden, deren erste Aufgabe die Aufklärung breitester Bevölkerungsschichten wäre. Denn die Masse bleibt vor allem deshalb untätig, weil sie nicht genügend bzw. durch die finanzmächtigen Interessengruppen falsch oder einseitig informiert wird. Die Bagatellisierung der Gefahren ist deren starkes Kampfmittel. Würden die vielen Millionen sich zusammenschließen, die ein Verbot der Gifte fordern, könnte diese Forderung im parlamentarischen Raum nicht ohne Wirkung bleiben.

Literaturverzeichnis

Bickenbach, Prof. Dr. med. W.: Hebammenlehrbuch. Georg Thieme Verlag, Stuttgart

Bircher, Max Edwin: Säuglingsernährung mit Fruchtmilch. Wendepunkt-Verlag, Zürich

Bircher, Ralph: Geheimarchiv der Ernährungslehre. Edition Wendepunkt, Bad Homburg/Erlenbach Zürich

Bircher, Ralph: Gesund durch weniger Eiweiß. Edition Wendepunkt, Bircher-Benner-Verlag, Bad Homburg v.d.H.

Birk, Walter: Leitfaden der Säuglingskrankheiten. A. Marcus u. E. Weber's Verlag, Berlin und Köln 1930

Bruker, Max-Otto: Unsere Nahrung - unser Schicksal. bioverlag gesundleben, Hopferau-Heimen

Bruker, Max-Otto: Erkältet? bioverlag gesundleben, Hopferau-Heimen

Bruker, Max-Otto: Idealgewicht. bioverlag gesundleben, Hopferau-Heimen

Bruker, Max-Otto: Krank durch Zucker. Helfer-Verlag Schwabe

Bruker, Max-Otto: Gesund durch richtiges Essen. Econ-Verlag

Danner, Helma/Wowy, Eva-Maria: Das große Bio-Kinder-Kochbuch. bioverlag gesundleben, Hopferau-Heimen

Dick-Read: Mutter werden ohne Schmerz - Die natürliche Geburt. Hofmann u. Campe-Verlag

Ehler, Martha: Ich will mein Kind stillen. ABC team

Gottke, Vera: Wie kommt man mit reiner Pflanzenkost zurecht? Bekommt man genug Vitamin B 12 und Eiweiß? Der Vegetarier. Nov. 1979, S. 240 ff.

Gutjahr, Ilse: Vollwertkost zum Kennenlernen. Eigenverlag, 5420 Lahnstein, Hohenrhein 85

Haller, Albert von: Gefährdete Menschheit. Hippokrates Verlag, Stuttgart 1956 (4. Aufl. 1977)

Höppl, K.A.: Vegetarierkost und Vitamin B 12. Der Vegetarier. 1970 H 7

Höppl, K.A.: Erfreuliches über B 12. Der Vegetarier.

Höppl, K.A.: Die Versorgung mit Vitamin B 12. Der Wendepunkt 1976, Nr. 2 - 4

Koerber, von, Männle, Leitmann: Vollwert-Ernährung. Haug Verlag, Heidelberg

Kollath, Werner: Die Ordnung unserer Nahrung. Haug-Verlag, Heidelberg

Kollath, Werner: Getreide und Mensch. Helfer Verlag Schwabe, Bad Homburg

Kapfelsperger, Eva und Pollmer, Udo: Iß und stirb. Kiepenheuer und Witsch, Köln

Langbein, Kurt / Martin, Hans-Peter / Weiss, Hans / Werner, Roland: Gesunde Geschäfte. Kiepenheuer & Witsch, 1981
Leboyer: Der sanfte Weg ins Leben. 1973
Liedloff, Jean: Auf der Suche nach dem verlorenen Glück, Beck-Verlag
Linden, zur: Geburt und Kindheit. Klostermann-Verlag
Lothrop, Hanny: Das Stillbuch, Kösel-Verlag, München
Lehmann, Paulus Johannes: Die Kleidung - unsere zweite Haut, bioverlag gesundleben, Hopferau-Heimen
Lenzner, K. und Tornow, W.: Gift in der Nahrung, Hyperion-Verlag, Freiburg, 1956
Liechti, von Brasch und J. Bretscher: Gesunde Schwangerschaft - glückliche Geburt. Bircher-Benner-Verlag

Meves, Christa: Unser Leben muß anders werden, Herder-Verlag, Freiburg
Mommsen, Helmut: Heilkunde auf neuen Wegen, Haug-Verlag, Heidelberg
Mommsen, Helmut: So bleibt mein Kind gesund, Haug-Verlag, Heidelberg
Mihailescu, Gisela und Andreas: Die natürliche Geburt und die ersten zwei Jahre. Biblio aktuell
Mitchell, Ingrid: Stillen. ro-ro-ro TB

Price, Weston A.: Nutrition and the Degenerative Diseases. Cleveland, 1923

Roos, A.: Kulturzerfall und Zahnverderbnis. Medizin Verlag Hans Huber, Bern und Stuttgart 1962

Sandler, B.: Sonderernährung verhütet Kinderlähmung. bioverlag gesundleben, Hopferau-Heimen
Schnitzer, J.G.: Gesunde Zähne von der Kindheit bis ins Alter. Bircher-Benner-Verlag, Bad Homburg und Zürich
Shurleff, William: Pflanzliche Quellen von Vitamin B 12. Vegetarian Times, New York, Heft Mai/Juni 1979, S. 36 ff.

Yudkin, John: Süß - aber gefährlich, bioverlag gesundleben, Hopferau-Heimen

Öckermann, Per-Arne: Der Vegetarier

Verlag Freies Geistesleben, Stuttgart: Mit Kindern leben.

Register

Bücher von Dr. M.O. Bruker

Unsere Nahrung – unser Schicksal
449 Seiten, Best.-Nr. 84018 (früher: Schicksal aus der Küche)
Bei uns erkrankt der Durchschnitt der Bevölkerung schon etwa 25 Jahre vor dem Tod an einem ernährungsbedingten Zivilisationsleiden, das dann später oft zur Todesursache wird. In diesem Buch erfahren Sie, wie Sie bis ins hohe Alter gesund und vital bleiben – und wie Sie eine verlorene Gesundheit zurückgewinnen können. Daß die Küche ein Ort der Krankheits- oder Gesundheitsentstehung sein kann, ist bekannt. Es kommt darauf an, was dort zubereitet und anschließend gegessen wird.

Die lebensbedingten Krankheiten
400 Seiten, Best.-Nr. 84028 (früher: Krank durch Streß)
Die geistige Haltung bestimmt, wie der einzelne mit den Belastungen des täglichen Lebens fertig wird. Mangel an Kenntnis und Erkenntnis kann zu Krankheiten führen. Konflikte und Streß bedrohen heute jeden. Wie Sie trotz aller Belastungen gesund bleiben oder wieder gesund werden, beschreibt dieses Buch. Die lebensbedingten Krankheiten sind keine unabänderlichen Situationen, nein – sie können beseitigt werden durch Ordnung und Harmonie im Lebensbereich und Konsequenz des Einzelnen.

Idealgewicht ohne Hungerkur
90 Seiten, Best.-Nr. 84038 (früher: Schlank ohne zu hungern)
Dies ist kein Diätbuch in üblicher Prägung und enthält keine trokkenen Theorien und kein Gestrüpp von Verboten, sondern hier wird eine ganz aus der Erfahrung geborene Methode gezeigt, die ihre Bewährungsprobe schon lange hinter sich hat. So unwahrscheinlich es klingt, nicht das Zuvielessen erzeugt Fettsucht und die begleitenden Krankheiten, sondern ein Zuwenig, d.h. der Mangel an bestimmten Nahrungsstoffen. So ist dies ein äußerst guter und praktischer Ratgeber für jeden Übergewichtigen und für alle, die ihr Gewicht halten wollen.

Stuhlverstopfung in 3 Tagen heilbar
88 Seiten, Best.-Nr. 84048
Selbst die hartnäckigste Stuhlverstopfung kann ohne Abführmittel geheilt werden! Dies haben unzählige Fälle bewiesen. Durch einfache Nahrungsumstellung und Änderung der Lebensbedingungen kann jeder Stuhlverstopfte von seinem jahrelangen Übel befreit werden! Wenn er nur will!

Leben ohne Herz- und Kreislaufkrankheiten
176 Seiten, Best.-Nr. 84058
(früher: Sich schützen vor dem Herzinfarkt)
Die Herz- und Kreislaufkrankheiten nehmen von Jahr zu Jahr zu, angeführt von der Todesursache Nr. 1: Dem Herzinfarkt! Die Ursachen hierfür können vermieden werden. Diese sind vor allem ein Mangel an Vitalstoffen durch die heutige denaturierte Kost.

Ernährungsbehandlung bei Leber-, Galle-, Magen- und Darmerkrankungen
168 Seiten, Best.-Nr. 84068
(früher: Leber, Galle, Magen, Darm)
»Der Tod sitzt im Darm«, diese uralte ärztliche Weisheit gilt heute mehr denn je. Wer gesund bleiben oder wieder gesunden will, muß seinen Verdauungstrakt gesund erhalten oder wieder gesunden lassen.

Erkältet?
100 Seiten, Best.-Nr. 84078 (früher: Nie mehr erkältet)
Frei von Grippe und Erkältung durch vitalstoffreiche Vollwertkost. Jeder zivilisierte Mensch ist ein- oder mehrmals im Jahr »erkältet«. Aber Schnupfen, Husten und Grippe müssen nicht sein! Dr. M. O. Brukervermittelt hier seine verblüffenden Erkenntnisse, wie man sich diese lästigen Plagen auf einfache Weise sicher vom Leibe halten kann.

Rheuma - Ursache und Heilbehandlung
123 Seiten, Best.-Nr. 84088
(früher: Rheuma - Ischias - Arthritis - Arthrose)
Jeder 5. leidet heute an Erkrankungen des Bewegungsapparates. Dies bedeutet für die Kranken: Ständige Beschwerden, starke Schmerzen und Kosten für Kuren und Medikamente. Die wirklichen Ursachen und die wirksame Heilbehandlung beschreibt dieses Buch und ermöglicht sogar im späten Stadium, das Fortschreiten der Erkrankung zu verlangsamen oder sogar zum Stillstand zu bringen.

Biologischer Ratgeber für Mutter und Kind
ca. 300 Seiten, Best.-Nr. 84098
Wenn Sie vorhaben, Kinder zu bekommen oder schon welche haben: hier finden Sie endlich alle Informationen, wie Sie Ihr Kind von Anfang an gesund aufziehen und ernähren können. Gesundheit beginnt bei den Eltern schon vor der Zeugung, und setzt sich fort mit dem Stillen und anschließender vollwertiger Ernährung. Auch zu Fragen wie Impfung, Zahnkrankheiten und Allergien nehmen die Autoren Stellung.

Tonkassetten mit Vorträgen von Dr. M.O. Bruker

Wie kann ich meine Gesundheit erhalten?
Best.-Nr. 82016

In diesem 1 1/2 Stunden-Vortrag erläutert Dr. Bruker die ernährungsbedingten Zivilisationskrankheiten. Wie sie entstehen, wie sie geheilt werden können, und vor allen Dingen, wie Sie sie vermeiden können. Mit genauen Anleitungen für Ihre tägliche Ernährung, die sie schon ab morgen befolgen können, wenn Sie wirklich an der Erhaltung Ihrer Gesundheit interessiert sind.

Die lebensbedingten Krankheiten und ihre Heilung
Best.-Nr. 82026

Zu den lebensbedingten Erkrankungen rechnet Dr. Bruker die Krankheiten, die durch eine falsche geistige Haltung und Lebenseinstellung entstehen. Weitgehend bekannt ist der Zusammenhang zwischen häufigem Ärger und Magengeschwüren. In Wirklichkeit ist die Palette der lebensbedingten Erkrankungen zumindest genauso groß, wie die der ernährungsbedingten – vielleicht in unserer hektischen Zeit sogar noch größer. Streß, Hetze, Ärger, Streit und andere seelische Belastungen spiegeln sich in zahlreichen Krankheitsbildern wieder. Sie selbst können diese Ursachen beseitigen, indem Sie zu einem harmonischen Leben finden. Wie? Das sagt Ihnen ein erfahrener Arzt für psychosomatische Ganzheitsmedizin.

Homöopathie
Best.-Nr. 82036

Dr. M.O. Bruker, ein erfahrener Homöopath, erklärt den Unterschied zwischen Homöopathie und anderen Behandlungsmethoden. Sie erfahren genau, was Homöopathie eigentlich ist.

Getreidemühlen-Informationen

Gesundheit ist kein Zufall
60 Seiten, Best.-Nr. 81218, von G.D. Fischer

Diese Broschüre enthält alles wissenswerte über Getreidemühlen, sowohl mit Stahl- wie auch mit Steinmahlwerk. Die gängigsten Mühlen sind abgebildet und beschrieben: Preise, Leistung und alle wichtigen Daten.

Einfacher leben – einfacher essen
Gabriele Kieninger, 112 Seiten, Best.-Nr. 83028

"Der Titel *Einfacher leben – Einfacher essen* ist zu bescheiden. Die Schrift vermittelt trotz ihrer Kürze weit mehr. Das Grundsätzliche einer Vollwertkost ist in knapper Form so hervorragend dargestellt, daß all denjenigen, die das Studium größerer Bücher abschreckt, die Augen weit genug geöffnet werden, daß es die Fehler der bisherigen Ernährungslehre sind, die die zivilisierten Menschen zwangsweise in die Krankheiten hineintreiben." schreibt Dr. M. O. Bruker in seinem Vorwort zu diesem Buch. Den Hauptteil des Buches nehmen viele leckere Rezepte für den ganzen Tag ein.

Die Kleidung – unsere zweite Haut
Paulus Johannes Lehmann, 456 Seiten, Best.-Nr. 83018

Wesentliches über naturgemäße Kleidung – so könnte der Untertitel dieses wertvollen Ratgebers lauten. Denn Sie erfahren, wie die wichtigsten Kleidungsstoffe in der Natur entstehen, wie sie verarbeitet werden, welche Qualitäten es gibt, für welche Anwendungsbereiche sie wie verwendet werden können und wie Sie sie am schonendsten pflegen. Der Vollständigkeit halber sind neben Wolle, Seide und Pflanzenfasern auch die Chemiefasen beschrieben.

Leo Leichtsinn
Hendrik Nachtsheim, 120 Seiten, Best.-Nr. 83038

In einer Zeit, in der Kinder durch skrupellose Medien und Werbemacher oftmals falsch informiert und zum unkritischen, ja fast bedingungslosen Konsum geradezu erzogen werden, ist es nötig, ihnen auch einmal etwas Gegenteiliges anzubieten!
In sieben Geschichten schildert der Autor, was der zehnjährige Leo so alles erlebt. Es geht dabei um Themen wie Ernährung, Umweltschutz, Naturheilkunde, Werbung oder das 'erste Mal Rauchen'.
Bevorzugt für Kinder von 8 – 12 Jahren.

Biologisch Kochen für Kinder
Helma Danner, 180 Seiten, Best.-Nr. 84148

Dieses besondere Kochbuch für Kinder enthält eine große Anzahl leckerer und guter Rezepte, nach denen Kinder und Jugendliche gerne kochen und backen. Viele lustige und erklärende Zeichnungen erleichtern die Arbeit. Zur besseren Übersicht sind alle Koch- und Backzutaten für jedes Rezept auf ein Regal gezeichnet. Das besondere jedoch an diesem Kochbuch sind die naturbelassenen Zutaten, an die sich die Kinder jedoch schnell gewöhnt haben.

bioverlag gesundleben
8959 Hopferau – Heimen Nr. 50